U0315166

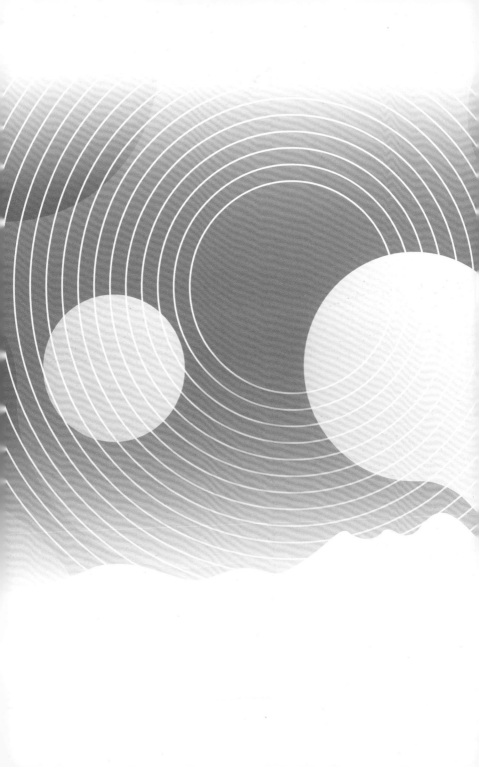

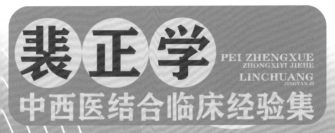

裴正学
PEI ZHENGXUE
ZHONGXIYI JIEHE
LINCHUANG
JINGYAN JI
中西医结合临床经验集

呼吸系统

HUXI XITONG

万强　冯永笑　编

甘肃科学技术出版社

图书在版编目（CIP）数据

裴正学中西医结合临床经验集.呼吸系统／黄邦荣主编.-- 兰州：甘肃科学技术出版社，2022.1
ISBN 978-7-5424-2907-0

Ⅰ.①裴… Ⅱ.①黄… Ⅲ.①呼吸系统疾病–中西医结合–临床医学–经验–中国–现代 Ⅳ.①R2-031

中国版本图书馆CIP数据核字(2022)第004417号

裴正学中西医结合临床经验集　(全10册)

项目策划	赵　鹏　杨丽丽
项目团队	星图说

责任编辑	陈　槟
封面设计	陈妮娜

出　　版	甘肃科学技术出版社
社　　址	兰州市城关区曹家巷1号　730030
电　　话	0931-2131570(编辑部)　0931-8773237(发行部)

发　　行	甘肃科学技术出版社
印　　刷	甘肃日报报业集团有限责任公司印务分公司
开　　本	880毫米×1230毫米　1/32
印　　张	64.5　插　页　22　字　数　1563千
版　　次	2022年2月第1版
印　　次	2022年2月第1次印刷
印　　数	1~1600
书　　号	ISBN 978-7-5424-2907-0　定　价　500.00元

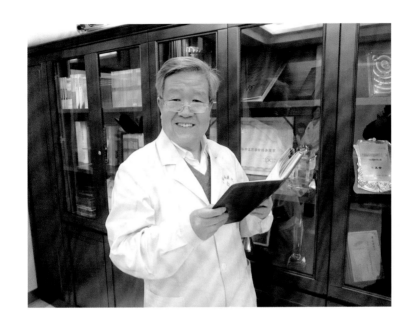

裴正学教授简介

　　裴正学，男，甘肃武山人，生于 1938 年 2 月，童年起师承其父裴慎先生（甘肃省已故现代十大名医之一）学习中医，传承传统医学。1961 年毕业于西安医科大学医疗系。我国著名中西医结合专家，教授，主任医师，博导，国家级高徒导师，甘肃省首批名中医。现任中华中医药学会终身理事，《世界中西医结合杂志》顾问，《中国中西医结合杂志》编委，甘肃省中西医结合学会名誉会长，甘肃省天水市中西医结合医院名誉院长，甘肃省医学科学研究院首席专家，甘肃省中医院首席专家，甘肃省文史馆馆员。曾任甘肃省医学科学研究院副院长，中国中西医结合学会第二、三、四届理事，甘肃省政协第六、七、八届委员，国家级高级师带徒第二、三、四、五届导师。1991年始享受国务院特殊津贴。正式出版《血证论评释》《新编中医方剂学》《乙型肝炎的诊断与治疗》《中西医结合实用内科学》《裴正学医学经验集》《裴正学医话医案集》《中医入门行草帖》等29部医学论著，发表100余篇医学论文。曾荣获中华中医药学会成就奖，国家优秀论著一等奖，中国中医发展全国优秀论文二等奖；并获省级科技进步奖二等奖1项，三等奖1项，世界传统医学大奖1项。裴正学教授编著的《血证论评释》在日本发行后，影响很大，1985年5月日本静冈大学校长田荣一教授专程来兰州向裴教授请教书中的有关问题。1974年在苏州血液病会议上，裴正学教授拟定的治疗白血病专方定名为"兰州方"，数十年来在国内各地医院广泛使用，疗效显著。由他主编的《中西医结合实用内科学》在1996年4月美国召开的世界第三届传统医学大会上获"突出贡献国际金奖"。曾应邀赴美、日、德、法讲学，宣扬祖国医学。裴正学教授获得"世界民族医药之星"的殊荣。1997年国家中医药管理局认定他为全国500名著名老中医之一，先后被香港中医药大学等五所国内中医院校聘请为客座教授。裴正学教授提出的中西医结合"十六字方针"已被全国中西医界所关注，成为当前中西医领域的重要学派。裴正学教授于1987年取得主任医师职称，1994年被评为"全国中西医结合先进工作者"，2000年被授予"全国中西医结合突出贡献"称号，2004年当选为"甘肃省名老中医"。2008年当选为"兰州市改革三十年风云人物——兰州市十大创新楷模"，2009年当选为中华中医药学会终身理事。裴正学教授从事临床、教研五十余年，成绩卓著、硕果累累。在其门下受业的博士、硕士遍及国内外。裴教授尤其精于临床，在肝病、心血管病、胃肠病、结缔组织病等方面具有独到的造诣，在西北地区乃至全国享有很高的声誉。

裴正学教授尚爱好文学、诗词、书法，《裴正学小说散文集》《裴正学诗文集》《裴正学书法集》《中医入门行草帖》等现已出版发行。

编 委 会

前　言

　　吾师裴老，学贯中西，会通古今，乃国内著名之中西医结合大家。1961年于西安医科大学毕业后，在中西医结合临床上，摸爬滚打，呕心沥血六十余年。撰写医学专著三十余部，为国内医学专家中少有。在内科、外科、妇产科、儿科……各个学科都积累了丰富的临床经验。20世纪80年代，提出的"西医诊断、中医辨证、中药为主、西药为辅"的"十六字方法"得到了时任卫生部部长陈敏章的大力支持，陈部长建议将"十六字方法"改为"十六字方针"。并建议由裴正学主持撰写我国第一部中西医结合临床巨著《中西医结合实用内科学》（二百万字），该书自出版以来得到了国内外医家的一致好评，已成为国内外中西医结合工作者的首选读物。鉴于此，甘肃省卫生厅委托甘肃省中西医结合学会从20世纪末至今已举办"裴正学中西医学术思想研讨会"十三届、"裴正学术思想培训班"八届。甘肃省各县区自发举办"裴正学中西医结合学术思想研讨会"更是经常有之，大家都苦无一套完整的"裴氏学术思想"指导教材，经常有人电话、书信询问。

　　四年前著名企业家宋建先生及一群裴氏弟子创建了"裴

正学中西医结合研究院"，其宗旨：①继承、整理、传播裴氏学术思想。②举办"裴氏学术思想及临床经验"学习班，培养裴氏学术继承人。弟子们感到，在裴老的亲自主持下完成一部裴老学术思想培训班临床各科的经验教材，更有利于今后裴氏学术事业的继承和发展，这已成为大家的共识。我们的这一想法，征得了裴老的同意，由裴老在他的弟子中亲自遴选了薛文翰、曹靖宇，魏爱青、万强、张桂琼、黄邦荣、张丑丑等十五人作为本丛书的编者，由其分工完成编写，初稿写成后，裴老又选定我作为主编，彭艳艳、陈光艳、祁莉、王鑫为副主编，对全部 10 册原稿进行了修改、订正，完成了统稿工作。具体分工如下：

黄邦荣，主持设计本书体例，编写了肿瘤各章内容，约计字数 17.3 万字；彭艳艳，编写了血液病各章内容，约计字数 13.6 万字；陈光艳，编写了自身免疫性疾病各章和高血压病第四、五章内容，约计字数 14.8 万字；王鑫，编写了内分泌系统中第一至六章内容，约计字数 14 万字；祁莉，编写了内分泌系统中第七至十四章内容，约计字数 8.1 万字；薛文瀚，编写了消化系统中第一、二章内容，约计字数 3.1 万字；万强，编写了呼吸系统中第六至八章内容，约计字数 4.5 万字；张桂琼，编写了泌尿系统系统各章内容，约计字数 18.2 万字；曹静宇，编写了心脑血管病中第一至七章内容，约计 5.2 万字；魏爱青，编写了高血压病中第一至三章内容，共计字数 6.7 万字；张丑丑，编写了妇科疾病中第一至九章内容，约计字数 18.4 万字；冯永笑，编写了妇科疾病中第十至十四章和呼吸系统中第一至五章内容,约计字数 15 万字;杨斌锋,编写了消化系统中第三至十一章和心脑血管病中第八至十四章内容,共计字数 15.1 万字;

本人被裴老指定为主编,荣幸之至,同时也深感责任之重,恩师对我如此抬爱,但又恐及自己学识经验不足,难以胜任这一光荣的任务,好在老师又指定了彭艳艳、陈光艳、祁莉、王鑫为副主编,她们都曾是裴老最优秀的研究生,有了她们的帮助,编写工作得以顺利推进。由于出版时间有限,书中的错误在所难免,希望同道们批评指正。

黄邦荣

2021-8-6

目录

第一章　慢性支气管炎

一、解剖生理及病理

慢性支气管炎（简称慢支）是指气管、支气管黏膜及其周围组织的慢性非特异性炎症。临床上以长期咳嗽、咳痰或伴喘息为主要特征。本病为我国常见多发病之一，发病年龄多在 40 岁以上，随着年龄的增长，患病率逐渐增加，50 岁以上患病率高达 15% 或更多，吸烟患者明显高于不吸烟者，常于气候变冷时反复发作。初期症状轻浅而不易引起重视，待病变持续进展并发展成为阻塞性肺气肿以至肺源性心脏病时，治疗效果往往欠佳。因此积极开展对慢支的早期防治具有重要意义。

二、西医诊断及治疗

（一）临床诊断

1979 年 11 月全国慢性支气管炎临床专业会议上讨论并制订了慢性支气管炎的诊断标准：

（1）临床上以咳嗽、咳痰为主要症状或有喘息，每年发病持续 3 个月，并连续 2 年或以上。

（2）排除引起咳嗽、咳痰、喘息症状的其他疾病（如肺结核、尘肺、肺脓肿、心脏病、心功能不全、支气管扩张、支气管哮喘、慢性鼻咽疾患等）。

（二）西医治疗

（1）戒烟或避免烟雾刺激。

（2）急性发作期患者咳嗽较剧，痰量增多呈脓性，或有发热、气急加剧，应适当休息并给抗菌药物治疗。

（3）喘息型慢性支气管炎有哮喘症状时可用平喘药。

（4）慢性支气管炎在缓解期应注意避免各种致病因素，提高人体抗病能力，以巩固疗效。

（5）有气促和肺气肿者可进行呼吸肌运动锻炼。

（6）肺气肿患者症状严重时需吸氧，或间断进行吸氧。长期低流量给氧已证明可以改善生活质量并延长存活率。长期氧疗的指征是：当患者清醒并在静止状态时其动脉血氧分压在 55～59mmHg，而且具有心电图显示肺性 P 波或临床上出现右心功能不全或血细胞比容超过 55%。

三、裴正学教授思维方法

慢性支气管炎以咳嗽、咳痰、喘息等为主症，《素问·咳论》对于咳嗽一症已做系统论述："黄帝问曰：肺之令人咳，何也？岐伯对曰：五脏六腑皆令人咳，非独肺也。……皮毛者，肺之合也，皮毛先受邪气，邪气以从其合也。"刘河间云："寒暑燥湿风火六气，皆令人咳。"张景岳亦曰："实喘之证，以邪实在肺也，肺之实邪，非风寒则火邪耳。"《丹溪心法》所言："肺胀而嗽，或左或右不得眠，此痰挟瘀血碍气而病。"《血证论》："盖人身气道，不可有塞滞，内有瘀血，则阻碍气道，不得升降，是以壅而为咳……须知痰水之壅，由瘀血使然，但去瘀血，则痰水自消。"

裴正学教授指出其病因不外"外感"与"内伤"两端，与痰瘀密切相关。外感以寒冷、气候骤变与本病的发病及病情波动关系最为密切，肺主气，司呼吸；肺气以清肃下降为顺，能通调水道为水之上源；肺主宣发，外合皮毛；开窍于鼻。若肺气虚，则卫外不固，外邪易由鼻咽或体表侵入，内干于肺，则肺气不宣、肃降无权、肺气上逆发为咳喘。内因，特别是肺、脾、肾三脏功能的失调有着极其密切的关系，古人曾有"咳者，肺之本也"，"脾为生痰之源，肺为贮痰之器"，"肺为气之主，肾为气之根"，"咳嗽在肺，其根在肾"等论述。若脾虚失职，运化失常，水湿内停，则聚而生痰。脾虚生痰，上渍于肺，亦作咳喘，肾阳虚衰、蒸化无权、开合失司，不能温暖脾阳，则水泛为患，成痰、成饮上逆犯肺（水饮射肺）以致咳嗽、咳痰。"痰瘀同源"，肺脾肾三脏功能失调，必致三焦气化功能失常，气机阻滞，气血运行不畅，气滞血瘀而为咳。"久病入络"及肺朝百脉，肺的宣降功能障碍，就会影响血脉的正常，痰凝血瘀。痰瘀夹杂是其宿根，造成慢性支气管炎以反复发作，经久不愈为其特点。

四、中医辨证分型及方药

（一）急性期

1. 风寒证

证见：咳嗽，气急，咽痒，咳痰稀薄色白，或呈泡沫状，恶寒，发热无汗，或兼头痛，肢体酸楚，伴鼻塞、流清涕、喷嚏。舌苔薄白，脉浮紧。

治则：宣肺散寒，止咳化痰。

方药：麻黄桂枝合剂合小青龙汤加减。

麻黄 10g，桂枝 12g，杏仁 10g，生石膏 10g，白芍 15g，羌活 12g，独活 12g，白芷 6g，细辛 3g，半夏 10g，干姜 6g，五味子 6g，甘草 6g。

2. 风热证

证见：咳嗽频剧，气粗或咳声嘎哑，喉燥咽痛，咯痰不爽，痰黏稠或稠黄，咳时汗出，口干，咽痛，鼻流黄涕或伴发热、汗出、头痛、恶风，大便干，小便黄赤。舌苔薄黄，脉浮数或浮滑。

治则：清热宣肺，化痰止咳。

方药：麻杏石甘汤、黄鱼二马蚤汤合桑菊饮加减。

麻黄 10g，杏仁 10g，生石膏 30g，黄芩 10g，鱼腥草 15g，金银花 15g，蚤休 10g，桑叶 10g，菊花 10g，薄荷 6g，连翘 15g，桔梗 15g，杏仁 10g，芦根 15g，甘草 6g。

（二）慢性迁延期

1.肺脾两虚

证见:咳嗽，喘促短气，气怯声低，咳声低弱，痰吐稀薄，劳累后气短，自汗，畏风，痰量较多，胸闷脘胀，口淡纳呆，大便溏薄，舌质淡红或淡胖，苔白腻或白滑，脉细弱或细数。

治则：健脾补肺，益气养阴。

方药：香砂六君子汤、二陈汤、生脉散合养阴清肺汤。

木香 6g，砂仁 10g，半夏 6g，陈皮 6g，党参 10g，茯苓 12g，白术 10g，甘草 6g，麦冬 10g，五味子 3g，生地黄 12g，玄参 10g，浙贝 10g，白芍 10g，丹皮 6g。

2.脾肾两虚

证见：咳喘久作，气短乏力，常感气短不足以息、纳差。偏肾阴虚见咽干口燥、五心烦热、痰黏稠不易咳出，舌红少苔，或光剥无苔，脉细数；偏肾阳虚见畏寒肢冷、腰膝酸软，夜尿频多，大便溏薄。舌胖淡，或紫暗或有瘀斑，苔白或白滑，脉沉细无力。

治则：健脾益肺养肾，纳气固本。

方药：六味地黄汤合定喘汤加减。

生地黄 12g，山药 10g，山萸肉 15g，泽泻 10g，茯苓 12g，丹皮 6g，白果 10g，麻黄 10g，款冬花 10g，半夏 6g，桑白皮 10g。

肾阴虚加麦冬、五味子滋阴润肺、生津止咳、益气生津、敛肺滋肾；肾阳虚加桂枝、炮附子而兼温补肾阳之效。

临床缓解期多以肺、脾、肾气虚为主要症状，如气短、乏力、纳差等症。病情相对稳定,其病机属虚多实少。扶正固本为主。治宜益气补肾、温阳健脾,多以二陈汤、生脉散、玉屏风散、香砂六君子汤、补中益气汤、六味地黄汤加减。

五、裴正学教授用方分析

裴正学教授根据古近代医家临床及现代医家的论述,指出慢性支气管炎病因不外"外感"与"内伤"两端,与痰瘀密切相关。临证时应细辨邪实正虚,邪盛时以祛邪为主,同时根据西北地势高、寒冷、干燥的特点,提出了西北地区慢性支气管炎邪实时的病机为"风寒起病、燥湿相间、继而化火"理论。在临床应用时以杏苏散、麻杏石甘汤、桑菊饮、小青龙汤、止嗽散、二陈汤、黄鱼二马蚤汤等,尤其杏苏散合麻杏石甘汤加减(杏仁 10g,苏叶 10g,陈皮 6g,半夏 6g,前胡 10g,白前 10g,茯苓 12g,桔梗 20g,枳壳 10g,梨皮 20g,麻黄 10g,生石膏 30g,甘草 6g)者居多,方中杏仁微温、苏叶辛温;前者重在润肺止咳,后者意在外散风寒,共为主药。合二陈汤温化痰湿为兼治,再加前胡降气、桔梗提气,使气机宣通,更有麻黄散寒、生石膏清热、梨皮生津,以上诸药共奏温散寒燥、润肺化痰之功。以及风寒起病的麻桂合剂(麻黄 10g,桂枝 10g,杏仁 10g,生石膏 30g,川芎 6g,白芷 6g,细辛 3g,羌活 10g,独活 10g,防风 12g,甘草 6g)临证加减,兼有恶寒发热、全身酸痛,舌淡苔白,脉浮紧等风寒表证者加桂枝 10g、羌活 12g、葱白少许;兼有恶寒身痛,咯痰不止,脉浮缓者为风寒束表,痰湿内阻,原方加荆芥 10g、百部 10g、紫菀 10g；若风寒入里化热、痰热壅肺，症见咯痰色黄、质稠或有臭味、发热者原方加桑白皮 15g、地骨皮 15g、鱼腥草 15g；咽痛加金银花 15g、连翘 15g、蒲公英 15g、败酱草 15g；咳血加花蕊石 15g、生赭石 15g、三七 3g（分冲）；咽干、干咳无痰为燥甚伤阴，方去麻黄、半夏、陈皮、茯苓，加生地黄 12g、麦冬 10g、玄参 10g、浙贝 10g；咳喘哮鸣、痰涎清稀、舌胖苔白腻者为阴损及阳，原方加干姜 6g、细辛 3g、五味子 3g；久咳不愈动则气喘，伴腰膝酸软者为久病伤肾，原方加沉香 6g、肉桂 3g、紫石英 15g；若周身水肿，气喘不得平卧为水气凌心，原方加葶苈子 10g、大枣 4 枚；喘而无痰者加阿胶 10g、乌梅 4 枚、粟壳 10g；气喘哮鸣伴发热口渴，便结者用凉膈散合麻杏石甘汤。其中，黄鱼二马蚤汤（黄芩 10g，鱼腥草 15g，金银花 15g，蚤休 10g）清泻肺热。对于慢性支气管炎久咳，痰白，不易咳出，舌质紫暗，常用大味合剂（大腹皮、五味子、远志、半夏、陈皮、茯苓、甘草、当归、川芎、枳实、桔梗、青皮、浙贝）化痰止咳、活血镇咳。外感咳嗽日久，寒嗽冷咳，症见久咳不止、咽痒、咯痰不爽，或微有恶风发热，舌苔薄白，脉浮缓者，宣肺疏风、止咳化痰，采用复方止嗽散，止嗽散［桔梗、荆芥、紫菀、百部、白前、甘草（炒）、陈皮］合麻黄、附子、细辛。燥热伤肺，咳嗽，咳血者，加用通络补管汤（乌梅、鱼腥草、汉三七、生赭石、知母、党参、麦冬、五味子、蛤蚧、茯苓、浙贝、桑白皮）滋阴润肺、润燥止咳止血。正虚时应补肺、健脾、滋肾，常用六味地黄汤、二陈汤、生脉散等，如慢性支气管炎久咳不止，气阴两伤，以复方生脉散（党参、麦冬、五味子、半夏、陈皮、茯苓、甘草、知母、浙贝、黄芩、杏仁、生姜）。以生脉散、二陈汤为核心，益气养阴，化痰止咳。复方甘苏汤［甘草、苏叶、半夏、生姜、阿胶（烊化）、乌梅］、小陷胸汤（黄连、半夏、瓜蒌）、止嗽散（桔梗、荆芥、紫菀、百部、白前、甘草、陈皮），也用于正虚久咳不愈。肺虚久咳，久咳不已，咳甚则气喘自汗，痰少而黏，脉虚数，常用九仙散（人参、款冬花、桑白皮、桔梗、五味子、阿胶、乌梅、贝母、罂粟壳）敛肺止咳、益气养阴。对于慢性支气管炎患者，裴正学教授强调生活起居的调理，如要注意休息、保暖、多饮水。免疫功能低下病人可给予生物制剂如胸腺五肽预防感冒，平时常服冬虫夏草、西洋参、灵芝等。

六、裴正学教授验案例举

例1：焦某，女，42岁，2010年9月15日初诊。患者有慢性支气管炎病史10余年，支气管哮喘病史15年。一月前患者因感受风寒而致咳嗽，咯吐少量白色清稀痰，恶寒无汗，头痛，食欲不振，在三甲医院拍胸部CT示：双肺纹理增粗，曾给予化痰、止咳糖浆近一月，效不佳。舌质淡，苔薄白，脉浮紧。

西医诊断：慢性支气管炎。

中医辨证：风寒袭肺。

治则：疏风散寒，宣肺化痰止咳。

方药：麻桂合剂合止嗽散加减。

麻黄 10g，桂枝 10g，杏仁 10g，细辛 3g，苏子 10g，半夏 6g，陈皮 6g，紫菀 10g，款冬花 10g，白前 10g，前胡 10g，川芎 10g，细辛 3g，羌活 10g，独活 10g，防风 12g，甘草 6g。水煎服。一日 1 剂。

二诊：2010 年 9 月 21 日。服用 6 剂后咳嗽消失。

按：患者有慢性支气管炎病史。本次风寒外袭，内合于肺，邪实气壅，肺气失宣，故咳嗽发作，咯吐白色清稀痰涎；风寒束表，肌腠闭塞，肺窍不利，故见恶寒无汗、头痛、全身酸痛、鼻流清涕之表寒证；舌苔薄白，脉象浮紧，均为风寒在表之证。方用麻黄、桂枝、杏仁、甘草发汗解表、宣肺平喘，半夏、陈皮、紫菀、款冬花化痰止咳，川芎为治头痛之要药，细辛、羌活、独活、防风则加强解表之功。全方共奏疏散风寒、温化寒饮、宣肺止咳之功，故能奏效。本例患者裴正学教授强调不因见到久咳就一味敛肺止咳，以免闭门留寇，变生他证。

例 2：王某，男，69 岁，2004 年 10 月 12 日初诊。患者有慢性支气管炎病史 20 年，吸烟史 30 余年。近日因感受风寒而致咳喘加重，咯吐白色清稀痰并兼有泡沫，夜间不能平卧，睡眠不安，恶寒，无汗，全身酸痛，鼻流清涕，食欲不振，舌苔薄白，脉浮紧。

西医诊断：慢性支气管炎，轻度阻塞性肺气肿。

中医辨证：寒饮内伏，风寒外袭。

治则：疏风散寒，温化寒饮，止咳平喘。

方药：麻黄汤合二陈汤、三子养亲汤加减。

　　麻黄 10g，桂枝 10g，干姜 6g，细辛 3g，五味子 6g，半夏 10g，白芍 12g，半夏 6g，陈皮 6g，茯苓 12g，紫菀 10g，款冬花 10g，苏子 10g，白芥子 10g，莱菔子 10g，甘草 6g。水煎服，一日 1 剂。

　　二诊：2004 年 10 月 17 日。服用 7 剂后，咳喘平，症状消失。原方继续服用 7 剂。

　　按：患者有慢性支气管炎病史 20 年，脾肾两虚，温化无力，水液凝聚为痰，寒饮内伏，风寒外袭，内合于肺，邪实内闭，肺气失宣，故咳喘发作，不能平卧，睡眠不安，咯吐白色清稀痰涎；风寒犯表，肌腠闭塞，肺窍不利，故见恶寒无汗、全身酸痛、鼻流清涕之表寒证；肺气失宣，胃气失和，故见食欲不振；舌苔薄白，脉象浮紧，均为风寒在表之证。方用麻黄、桂枝、白芍、甘草宣肺平喘，调和营卫；细辛、干姜、五味子温肺止咳平喘；半夏、紫菀、款冬花化饮降逆、止咳平喘，苏子、白芥子、莱菔子降逆平喘。此方具有散寒解表、温肺化饮、降逆平喘的作用。

　　例 3：张某，男，56 岁，2016 年 3 月 31 日初诊。患者有慢性支气管炎病史 10 年，吸烟史 20 余年。一周前因感受风寒而致咳喘加重，咳嗽频剧，气粗或咳声嘎哑，喉燥咽痛，咯痰不爽，痰黏稠或稠黄，口干，咽痛，鼻流黄涕，大便干，小便黄赤，舌苔薄黄腻、质红，脉滑数。在三甲医院查胸部 CT：双肺纹理增粗，肺气肿。

　　西医诊断：慢性支气管炎，轻度阻塞性肺气肿。

　　中医辨证：风热犯肺，痰热互结。

治则：清热宣肺，化痰止咳。

方药：麻杏石甘汤、黄鱼二马蚤汤合桑菊饮加减。

麻黄 10g，杏仁 10g，生石膏 30g，黄芩 10g，鱼腥草 15g，金银花 15g，蚤休 10g，桑叶 10g，菊花 10g，薄荷 6g，连翘 15g，桔梗 15g，杏仁 10g，芦根 15g，甘草 6g。水煎服，一日 1 剂。

二诊：2016 年 4 月 10 日，服用 7 剂后，咳喘平，症状消失。原方继续服用 7 剂。

按：患者有慢性支气管炎病史 10 年，脾肾两虚，温化无力，水液凝聚为痰，寒饮内伏，风寒外袭，内合于肺。风寒入里化热，痰热互结，痰热壅阻肺气，肺失清肃，故咳嗽气息粗促，痰多质黏稠、色黄、咯吐不爽，痰热郁蒸，则痰有腥味，热伤肺络，故胸胁胀痛，咳时引痛，或咯吐血痰；肺热内郁，则有身热，口干欲饮，舌苔薄黄腻、质红，脉滑数，均属痰热之候。方用麻黄配杏仁平喘止咳。麻黄伍石膏，则能发泄郁热，黄芩、鱼腥草、金银花、蚤休清泻肺热。桑叶甘寒质润，散肺中风热以止咳；菊花辛甘性寒，疏散上焦风热，清头目以肃肺，薄荷协助桑叶、菊花疏散风热，清利头目；桔梗辛散，开宣肺气，连翘清上焦风热以解毒；芦根清热生津止渴；甘草调和诸药，与桔梗相配祛痰利咽。

例 4：孙某，女，60 岁，2017 年 12 月 15 日初诊。患者有慢性支气管炎病史 30 年，无吸烟史。一周前因感受风寒而致咳喘加重，咳嗽频剧，气粗或咳声嘎哑，咯痰不爽，痰黏稠或稠黄，在三甲医院查胸部 CT：双肺纹理增粗，肺气肿。

给予头孢类抗生素抗感染、氨溴索化痰、氨茶碱平喘后，咳嗽咳痰减轻，但出现咳喘久作、气短乏力，常感气短不足以息，纳差，咽干口燥、五心烦热，舌红少苔，或光剥无苔，脉细数。

西医诊断：慢性支气管炎，阻塞性肺气肿。

中医辨证：脾肾两虚。

治则：健脾益肺养肾，纳气固本。

方药：六味地黄汤合定喘汤加减。

生地黄 12g，山药 10g，山萸肉 15g，泽泻 10g，茯苓 12g，丹皮 6g，白果 10g，麻黄 10g，款冬花 10g，半夏 6g，桑白皮 10g。水煎服，一日 1 剂。

二诊：2017 年 12 月 23 日，服用 10 剂后，咳喘平，症状消失。原方继续服用 7 剂。

按：患者有慢性支气管炎病史 30 年，临床缓解期多以肺、脾、肾气虚为主要症状，如气短、乏力、纳差等症。病情相对稳定，其病机属虚多实少。以扶正固本为主。治宜益气补肾，温阳健脾。六味地黄汤方中，熟地黄为滋阴补肾，填精益髓，山萸肉补养肝肾，并能涩精，取"肝肾同源"之意；山药补益脾肾，亦能固肾，泽泻利湿而泄肾浊，并能减熟地黄之滋腻；茯苓淡渗脾湿，并助山药之健运，与泽泻共泄肾浊，助真阴得复其位；丹皮清泄虚热，并制山萸肉之温涩。定喘汤用于风寒外束、痰热内蕴所致哮喘咳嗽。方中麻黄辛温，宣肺平喘，解表散邪；白果甘涩，敛肺定喘，祛痰止咳，两药合用，一散一收，既能增强平喘之功，又可防麻黄辛散太过耗伤肺气，杏仁、苏子、款冬花、半夏皆能降气平喘、化痰止咳，用甘寒之桑白皮、苦寒之黄芩清泄肺热、止咳平喘，甘草和中而调药，两方相合，扶正祛邪，共奏宣降肺气、止咳平喘、清热化痰之功，使痰热清、外寒解、肺气降，则咳嗽痰喘诸证自除。

七、古今医家学说荟萃

慢性支气管炎以咳嗽、咳痰、喘息等为主症，《素问·咳论》对于咳嗽一症已做系统论述："黄帝问曰：肺之令人咳，何也？岐伯对曰：五脏六腑皆令人咳，非独肺也。……皮毛者，肺之合也，皮毛先受邪气，邪气以从其合也。其寒饮食入胃，从肺脉上至于肺，则肺寒，肺寒则外内合邪，因而客之，则为肺咳。五脏各以其时受病，非其时，各传以与之，人与天地相参，故五脏各以治时感于寒则受病，微则为咳，甚则为泄、为痛。乘秋则肺先受邪，乘春则肝先受之，乘夏则心先受之，乘至阴则脾先受之，乘冬则肾先受之。"刘河间云："寒暑燥湿风火六气，皆令人咳。"张景岳亦曰："实喘之证，以邪实在肺也，肺之实邪，非风寒则火邪耳。"《丹溪心法》所言："肺胀而嗽，或左或右不得眠，此痰挟瘀血碍气而病。"《血证论》："盖人身气道，不可有塞滞，内有瘀血，则阻碍气道，不得升降，是以壅而为咳……须知痰水之壅，由瘀血使然，但去瘀血，则痰水自消。"

现代医家均有其不同观点及经验：

程门雪认为咳喘一症与肺肾两脏均有关。一般来说，"在肺为实，实者邪实，在肾为虚，虚者无邪。"故其将咳喘分为肺实、肾虚两大证型，而有"治咳喘不离乎肺，不限于肺"，"虚喘治肾，实喘治肺"的主张。肺实之咳喘，以青年人为多见，而肾虚之咳喘，以中老年人为多见。但程氏又指出临床所见亦不尽然，若青年人受寒饮冷多言高声，或中老年久咳不止，亦可见肺虚咳喘。因此临床治疗咳喘也应注意肺虚的一面。肺实之咳喘，程氏认为主要有外邪所致与痰浊所致两大类型，其中外邪所致者又有风温、风寒、风燥之分，而痰浊所致者又有寒痰、热痰之别。此外，尚有两者相互兼夹，如风寒夹热痰、风温夹寒痰等多种证型。治疗这类咳喘，他常采用宣肺、肃肺、清肺、润肺、敛肺等法。宣肺主要用麻黄，其次苏梗、蝉衣、紫菀等亦在选用之剂。肃肺则用紫苏子、杏仁、半夏、款冬花、白前、枇杷叶。清肺分为两种，一为清肺养阴，药用沙参、玄参、麦冬、花粉、玉竹等；一为清泻肺热，药用桑白皮、葶苈子、地骨皮、黄芩等。润肺亦有两种，一为温润，一为凉润，前者用杏苏散，后者用清燥救肺汤。敛肺则用白果、五味子等。以上诸法大多配合使用。此外，化痰之法亦为常用之法，程氏认为治咳喘若不善化痰，则效果不会理想，属痰浊为患者本虚，就是属外邪袭肺者亦当注重化痰。化痰多以二陈汤为通用方，痰多者加白芥子、杏仁，夹热者加黄芩、贝母、海浮石、海蛤壳等。若痰浊较甚，还要酌情采用消痰、豁痰、滑痰、涤痰等法，消痰可用白芥子、莱菔子、雪羹汤（海蜇头、荸荠），豁痰可用枳实、郁金、远志，滑痰可用竹沥、竹茹；涤痰可用皂荚丸、葶苈大枣泻肺汤等。至于礞石滚痰丸、指迷茯苓丸、导痰汤等，一般不用来止咳平喘，故不在使用之列。用化痰法时须注意患者的体质，凡年老体虚者慎用。喜用定喘汤认为该方以麻黄宣肺散邪以平喘，白果敛肺祛痰而定喘，紫苏子、杏仁、半夏、款冬花降气平喘、止咳祛痰，桑白皮、黄芩清泄肺热、止咳平喘，甘草调和诸药。糅宣肺、肃肺、清肺、敛肺、化痰诸法为一体，是较为满意的止咳平喘之方。以上观点与裴正学教授观点一致。若外感风寒，内有停饮者，则用仲景小青龙汤、射干麻黄汤加减，若此证又挟有热象者，或饮从热化者，出现口苦、口干、烦躁、溲赤、咳痰不爽等症时，则改用小青龙加石膏汤，或小青龙汤加黄芩，或厚朴麻黄汤。若咳喘挟热者除上述方剂外，轻者还可用泻白散，如见咯血现象，则配黛蛤散、十灰丸同治。若表邪渐解者宜兼顾正虚，则用泽漆汤。总之，程门雪之治疗原则与裴正学教授观点完全一致。

秦伯未论外感咳嗽治宜宣肺祛邪。他认为外感咳嗽总的治疗法则为"宣肺祛邪"。再就外感咳嗽的特征，倡用化痰顺气，使外邪能散、肺气能清，咳嗽自然停止。大忌见咳止咳，反使肺气不畅，外邪内郁，痰浊不易排除，咳嗽愈加繁剧。同时病在上焦，药宜轻扬，所谓"上焦如羽，非轻不举"。辛平宣肺法，适用于外感咳嗽初起，风寒征象或者风热征象不明显。麻黄2g，炒牛蒡子6g，杏仁9g，浙贝母9g，橘红3g，甘草2g。温肺法，用于风寒咳嗽痰多恶寒，或伴低热。紫苏4.5g，炒牛蒡子6g，柴胡4.5g，半夏4.5g，杏仁9g，桔梗3g，炒枳壳4.5g，生姜2片。辛凉宣肺法，适应于风热咳嗽伴有口干或低热。薄荷3g，桑叶4.5g，蝉蜕3g，杏仁9g，浙贝母

9g，连翘 6g，桔梗 3g，甘草 2.5g。清燥宣肺，适应于秋燥咳嗽。

炒香豆豉 9g，桑叶 4.5g，前胡 4.5g，南沙参 4.5g，瓜蒌皮 9g，焦栀子 4.5g，甜、苦杏仁各 4.5g。辛润苦温宣肺，适应于外感咳嗽日久不愈，或稍减复剧，喉痒咳痰不利，甚则气短面红。荆穗 4.5g，白前 6g，陈皮 6g，甘草 2.5g，枇杷叶 9g。观察秦伯未治疗外感咳嗽用药用量极小，值得借鉴。

　　黄文东论治咳先宜祛邪。他认为：治咳之法，先宜祛邪，当分别风、寒、燥、热而施治；继则清肺养肺、滋养肺阴、益气固表等法。咳喘而外邪未清者，则滋阴、益气、固表等法不能用之过早，宜在疏风解表的基础上适当配合使用，以免留邪之弊。对于治疗以后，咳喘渐平，痰浊渐清，但经常复发的病例，宜根据病情的轻重，当用健脾补肾等法扶正御邪，加以防治。对病情较轻者，注重肺脾同治。以苓桂术甘汤为基本方，加入苏子、杏仁、陈皮、法半夏、紫菀、当归之类，病情较重者肾不纳气，动则气喘，加用金匮肾气丸。

第二章　支气管哮喘

一、解剖生理及病理

支气管哮喘是由多种细胞（如嗜酸性粒细胞、肥大细胞、T 淋巴细胞、中性粒细胞、气道上皮细胞等）和细胞组分参与的气道慢性炎症性疾病。这种慢性炎症导致气道高反应性，并引起反复发作性喘息、气急、胸闷或咳嗽等症状，常在夜间和（或）清晨发作，通常具有出现广泛的可逆性气流受限，多数患者可自行缓解或经治疗缓解。但如失治误治，可危及生命。根据有关资料统计，全球哮喘患者约有 1.5 亿人，每年约 18 万人死于哮喘，我国哮喘的发病率约 1%，个别地区甚至高达 5%。而且目前全球的发病率和病死率均呈现不断上升趋势，成为当今世界上严重危害人民健康的主要慢性疾病之一。

支气管哮喘（以下简称"哮喘"）在中医学中属"哮喘""哮证""喘证""咳嗽"等范畴。喉中鸣息有声称为哮，呼吸气促困难称为喘，二者兼有称为哮喘，由于哮必夹喘，故而常统称为哮喘。结合现代医学，中医的哮喘有广义和狭义之分，广义指由心血管、呼吸系统等各种疾病引起的喘息症状，即"喘证"；狭义指支气管哮喘，也即"哮证"。为了与喘证区别，现代中医将支气管哮喘定为"哮病"。中医对本病的记载最早见于两千年前的《黄帝内经》，称之为"喘鸣"，如《素问·阴阳别论》说："起则熏肺，使人喘鸣。"至汉代，张仲景在《金匮要略》中指出："咳而上气，喉中水鸡声，射干麻黄汤主之。"并从病理的角度将之归属伏饮。在《普济本事方》中称："此病有苦至终身者，亦有子母相传者。"从家族史中观察到了本病的一些遗传迹象。直至元代朱丹溪才首创"哮喘"病名，并进一步阐述了病机。后世医家在此基础上不断完善了病因病机、临床分型及治疗方案。

二、西医诊断及治疗

（一）临床诊断

1.支气管哮喘诊断标准

根据 2020 版《支气管哮喘防治指南》。

（1）反复发作喘息，呼吸困难，胸闷或咳嗽，多与接触各种变应原如冷空气、物理、化学性刺激、病毒性上呼吸道感染、运动等有关。

（2）发作时在双肺可闻及散在或弥漫性、以呼气相为主的哮鸣音，呼气相延长。

（3）上述症状可自行缓解或经治疗缓解。

（4）除外其他疾病引起的喘息、胸闷、咳嗽。

（5）症状不典型者（如无明显喘息或体征）应至少具备

以下一项试验阳性：

①支气管激发试验或运动试验阳性。

②支气管扩张试验阳性（一秒钟用力呼气容积 FEV_1）增加 15% 以上，且 FEV_1 增加绝对值 > 200ml）。

③最大呼气流量（PEF）日内变异率或昼夜波动率 ≥ 20%。

符合 1 ~ 4 条或 4、5 条者，可以诊断为支气管哮喘。

2. 咳嗽变异性哮喘（CVA）诊断标准

（1）咳嗽是主要症状，持续或反复发作大于 1 月，常在夜间和（或）清晨发作，运动后加重，痰少，临床无感染征象，或经抗生素治疗无效。

（2）支气管扩张剂治疗可使咳嗽发作缓解，特别是晚上服用长效支气管扩张剂能改善症状，可明确诊断。

（3）有个人过敏史或家族过敏史，变应原皮试阳性可作辅助诊断。

（4）气道呈高反应性特征，支气管激发试验阳性可作辅助诊断。

（5）痰中嗜酸性粒细胞阳性，肺功能可以正常。

（6）除外其他原因引起的慢性咳嗽。

3. 职业性哮喘

职业性哮喘是指正常人或特应性素质患者接触职业性致喘因素后引起的哮喘。职业性致喘因素有：花粉、谷尘、木尘、棉尘、蓖麻尘、亚麻尘和面粉等植物性粉尘；蚕蛹、蚕蛾和牛、羊、马、猪、飞禽皮毛与排泄物；花粉、菌类孢子等抗原；甲苯二异氰酸酯等异氰酸化合物；镍、铬、钒和铂等金属盐；邻苯二甲酸酐等塑料工业原料；农药、火药等。

诊断依据：①哮喘临床症状；②客观肺功能检查证明有可逆性支气管狭窄和气道高反应性；③有职业性致喘物质接触后哮喘发作病史，脱离环境后哮喘减轻或消失；④职业性抗原皮肤试验（+），或特异性支气管激发试验阳性。⑤抗原特异性抗体检查（特异性 IgE 或 IgG）和放射变应原吸附试验（RAST）酶联免疫及荧光分析等有助于病因诊断。皮肤试验和吸入诱发试验具有危险性，必须在严密监护下进行。

4. 临床分期

（1）发作期（季节性发作、常年性发作）。

（2）缓解期。

5. 轻重程度

（1）轻度：①去除变应原或其他激发因素后，喘息可得以缓解。②可被一般支气管扩张剂所控制。③可进行日常活动。

（2）中度：①去除变应原或其他激发因素后，喘息可得以部分缓解。②一般支气管舒张剂仅能取得部分缓解，有时需用类固醇激素。③日常活动受到限制。

（3）重度：①哮喘持续发作，用一般支气管舒张剂无效。②严重影响日常生活。

（4）危重：①哮喘发作时哮鸣音明显减弱或消失。②心电图电轴右偏,P波高尖,血压低,奇脉。④呼吸性酸中毒和(或)代谢性酸中毒。⑤意识模糊。

（二）西医治疗

哮喘的急性发作期治疗一般以西药占主导地位。β肾上腺素受体激动剂、茶碱、肾上腺皮质激素等作用往往迅速而有效，根据病情的轻、中、重度进行分级治疗。然而β肾上腺素受体激动剂可引起心率增快、心律失常、低敏感现象等副作用，茶碱类药物可导致胃肠道反应、心律失常、惊厥等症状，甚至呼吸、心跳停止；胆碱能受体拮抗剂气雾吸入可致口干、恶心，长期使用糖皮质激素可致库欣综合征、骨质疏松、糖尿病、精神症状、抗病能力受损导致二重感染或发生激素依赖等。中药如细辛、麻黄、甘草、姜半夏等均能抑制过敏介质释放，降低 IgE 水平及增加 cAMP 的含量，从而舒张支气管平滑肌而平喘，虽其平喘作用不如西药迅速，但无明显毒副作用，而且作用持久。故主张在西药阶梯治疗方案基础上，同时运用中药宣肺化痰、降气平喘，从而提高疗效，并使西药尽快降级治疗，缩短西药运用时间及减少其副作用。

三、裴正学教授思维方法

《素问·阴阳别论》说："……起则熏肺，使人喘鸣。"《金匮要略》曰："咳而上气，喉中水鸡声，射干麻黄汤主之"；"膈上病痰，满喘咳唾，发则寒热，背痛腰疼，目泣自出，其人振振身瞤剧，必有伏饮"。《素问·脉要精微论》："因血在胁下，令人喘逆。"《症因脉治·哮病》亦指出："哮病之因，痰饮留伏，结成窠臼，潜伏于内，偶有七情之犯，饮食之伤，或外有时令之风寒束其肌表，则哮喘之症作矣。"朱丹溪首创"哮喘"

之名，阐明病机专主于痰，提出"未发以扶正气为主，既发以攻邪气为急"的治疗原则。

裴正学教授认为，其发病多因肺、脾、肾三脏功能失调，水湿内聚为痰瘀，伏藏于肺，成为哮喘发病的潜在"夙根"，遇外邪诱发，痰瘀阻于气道发为哮病。病理因素以痰为主，痰的产生责之于肺不能布散津液，脾不能运输精微，肾不能蒸化水液，以致津液凝聚成痰瘀，伏藏于肺，成为发病的"夙根"。此后如遇气候突变、饮食不当、情志失调、劳累等多种诱因，均可引起发作。这些诱因每多互相关联，其中尤以气候为主。发作期"伏痰"遇感引触、痰随气升，气因痰阻、相互搏结，壅塞气道、肺管狭窄，通畅不利、肺气宣降失常，引动停积之成，而致鸣如吼、气息喘促。痰阻气闭，以邪实为主，呼气困难，自觉呼出为快。若病因于寒，素体阳虚，痰从寒化，属寒痰为患，发为冷哮；病因于热，素体阳盛，痰从热化，属痰热为患，则表现为热。或由"痰热内郁，风寒外束"而见寒包热证。若长期反复发作，寒痰伤及脾肾之阳，痰热耗灼肺肾之阴，则可从实转虚，在平时表现肺、脾、肾等脏气虚弱之候。肺虚不能主气，气不化津，则痰浊内蕴，肃降无权，并因卫外不固，而更易受外邪的侵袭诱发；脾虚不能化水谷为精微，上输养肺，反而积湿生痰，上贮于肺，影响肺气的升降；肾虚精气匮乏，摄纳失常，则阳虚水泛为痰，或阴虚虚火灼津成痰，上干于肺，而致肺气出纳失司。由于三脏之间的交互影响，可致合并同病，表现肺、脾、肾的气虚及阳虚，或肺肾阴虚。在间歇期感觉短气、疲乏，常有轻度哮症，难以全部消失。一旦大发作时，每易持续不解，邪实与正虚错综并见，肺肾两虚而痰浊反复壅盛，严重者因肺不能治理调节心血的运行，命门之火不能上济于心，则心阳同时受累，甚至发生"喘脱"危候。

四、中医辨证分型及方药

（一）发作期

1. 寒哮

证见：呼吸急促，喉中哮鸣有声，胸膈满闷如塞，咳不甚，痰少咯吐不爽，面色灰暗带青，口不渴，或渴喜热饮，天冷或受寒易发，形寒怕冷，舌苔白滑，脉弦紧或浮紧。

治则：温肺散寒，化痰平喘。

方药：射干麻黄汤、小青龙加减。

射干 10g，麻黄 10g，干姜 6g，细辛 3g，半夏 6g，紫菀 10g，款冬花 10g，甘草 6g，五味子 6g，大枣 4 枚，杏仁 10g，苏子 10g，白前 10g，橘皮 6g。

2. 热哮

证见：咳喘气粗声涌，喉中哮鸣如吼，胸胁胀满，咳呛阵作，痰黏浊稠厚，排吐不利，或黄或白，烦闷不安，汗出，面赤，口苦，口渴喜饮，舌质红，苔黄腻，脉滑数。

治则：清热宣肺，化痰定喘。

方药：定喘汤、麻杏石甘汤、三子养亲汤加减。

麻黄 10g，黄芩 10g，桑白皮 10g，杏仁 10g，半夏 6g，款冬花 10g，苏子 10g，白果 10g，甘草 10g，石膏 30g，桂枝

10g，生姜 10g，莱菔子 10g，葶苈子 10g，鱼腥草 20g，知母 20g。

（二）缓解期

1. 肺脾虚

证见：自汗，怕风，易感冒，每因气候变化而诱发，发作前可有鼻塞、流涕，气短声低，咯痰清稀色白，纳差，脘痞，舌苔淡白，脉虚细。

治则：健脾补肺固卫。

方药：玉屏风散、六君子汤加减。

黄芪 30g，白术 10g，防风 12g，党参 10g，茯苓 12g，甘草 6g，陈皮 6g，半夏 6g。

形寒肢冷明显，加桂枝、白芍、姜、枣等；若气阴两虚，咳呛，痰少质黏，口咽干，舌质红者，可用生脉散加北沙参、玉竹、黄芪等益气养阴。

2. 脾肾虚

证见：短气喘促，动则加剧，吸气不利，痰黏少，心悸，倦怠，气短，语言无力，腰膝酸软，耳鸣，劳累后易发。或畏寒肢冷，自汗，面色苍白，舌苔淡白、质胖嫩，脉沉细；或颧红，烦热，汗出黏手，舌质红少苔。

治则：健脾补肾纳气。

方药：金匮肾气丸或七味都气丸。

金匮肾气丸温补肾气：附子 6g，肉桂 3g，生地黄 12g，山药 10g，山萸肉 15g，泽泻 10g，茯苓 12g，牡丹皮 6g。

七味都气丸滋肾纳气：生地黄 12g，山药 10g，山萸肉

15g, 泽泻 10g, 茯苓 12g, 丹皮 6g, 五味子 3g。

五、裴正学教授用方分析

裴正学教授对哮喘的临床治疗分发作期和缓解期。首先辨明哮喘之虚实, 辨证施治应遵循"急则治其标, 缓则治其本"的原则, 即发作期通常以治实为主, 分别寒热, 予以温化宣肺或清化肃肺。缓解期多以治虚为主, 但要注意, 由于久病反复发作而导致肺、肾、脾俱虚者, 表现为虚实夹杂、本虚标实的特征, 故治疗多采用标本兼顾, 同时审明阴阳, 根据辨证而采用补肺、健脾、益肾等法。故在分型辨治的同时, 主要分清寒热, 抓住祛邪、补虚两个关键环节, 即"发时治肺""缓时治肾", 从而达到通气道、保肺窍、扶正固本以改善患者的肺功能及提高其抗病能力。发作期, 因于寒, 素体阳虚, 痰从寒化, 寒痰冷哮, 当用射干麻黄汤(射干、麻黄、紫菀、款冬花、制半夏、生姜、细辛、五味子、大枣)。《金匮要略·肺痿肺痈咳嗽上气病》篇曰:"咳而上气, 喉中水鸡声, 射干麻黄汤主之。"小青龙汤(麻黄、芍药、桂枝、细辛、干姜、甘草、五味子、半夏),《伤寒论》篇曰:"或喘者, 小青龙汤主之。""伤寒, 心下有水气, 咳而微喘、发热, 不渴, 服汤已, 渴者, 此寒去欲解故也, 小青龙汤主之。""咳逆, 倚息, 不得卧, 脉浮弦者, 小青龙汤主之。"裴正学教授指出两者同属解表化饮方剂, 但前方主治风寒表证较轻, 证属痰饮郁结、肺气上逆者, 故于小青龙汤基础上减桂、芍、草, 加入祛痰利肺、止咳平喘之射干、冬花、紫菀等药。方中麻黄、桂枝相须，发汗散寒以解表邪，且麻黄又能宣发肺气而平喘咳，桂枝化气行水以利里饮之化。病因于热，素体阳盛，痰从热化，属痰热为患，则表现为热。或由"痰热内郁，风寒外束"而见寒包热证，当用定喘汤（麻黄、杏仁、桑白皮、黄芩、半夏、苏子、款冬花、白果、甘草）治风寒外束，痰热壅肺，哮喘咳嗽，痰稠色黄，胸闷气喘，喉中有哮鸣声，或有恶寒发热，舌苔薄黄，脉滑数。其中款冬花温润，白果收敛定喘而清金，黄芩清肺热，苏子降肺气，半夏燥湿痰；麻杏石甘汤（麻黄与石膏、杏仁、甘草）配伍以清肺平喘，现代药理研究表明，麻黄中的麻黄碱对支气管平滑肌有松弛作用，甲基麻黄碱可使支气管扩张，麻黄水溶液提取物对咳嗽有明显的镇咳作用。或大小青龙合剂（麻黄、桂枝、杏仁、甘草、生石膏、桑白皮、地骨皮、葶苈子、大枣、干姜、细辛、五味子、半夏）、大味合剂（大腹皮、五味子、远志、半夏、陈皮、茯苓、甘草、当归、川芎、枳实、桔梗、青皮、浙贝）用于慢性支气管炎合并哮喘。或三子养亲汤（紫苏子、白芥子、莱菔子），紫苏子主气喘咳嗽，白芥子主化痰，莱菔子主食痞兼痰，原治老年人中气虚弱，运化不健，水谷精微化为痰，痰壅气逆，肺失肃降，以致食少痰多、咳嗽喘逆等，"三子"均系行气消痰之品，根据"以消为补"的原则，合而为用，各逞其长，可使痰消气顺、喘嗽自平，并寓"子以养亲"之意。缓解期采用补肺、健脾、益肾等法，玉屏风散（黄芪、白术、防风）重在固护卫表，六君子汤（党参、茯苓、甘草、陈皮、半夏、白术）重在健脾以杜生痰之源。久病及肾，由咳至喘，补肾摄纳，金匮肾气丸（附子、肉桂、生地黄、山药、山萸肉、泽泻、茯苓、牡丹皮）温补肾气，七味都气丸（生地黄、山药、山萸肉、泽泻、茯苓、丹皮、五味子）滋肾纳气。常用沉香、肉桂、紫石英、鸡内金等纳气定喘。或哮喘丸（蛤蚧 200g，淡豆豉 200g，沉香 95g，白矾 5g。共研为末过箩，装入 0.25g 胶囊，每日 3 次，每次 1 粒）。或肺气肿丸（生地 120g，山萸 60g，山药 100g，丹皮 100g，茯苓 120g，泽泻 100g，肉桂 30g，麦冬 100g，五味子 30g，紫菀 100g，冬花 100g，紫石英 300g，沉香 30g，人参 100g，苏子 100g，杏仁 100g，半夏 60g，陈皮 60g，生姜 10g，枳实 100g，桔梗 120g）。

六、裴正学教授验案例举

例1：张某，男，12 岁，2015 年 10 月 31 日初诊。自幼患儿有支气管哮喘病史，一周前患儿因气温骤降，出现咳嗽，呼吸急促，喉中哮鸣有声，痰多色白，恶寒怕冷，舌淡，苔白腻，脉浮紧。

西医诊断：支气管哮喘。

中医辨证：寒哮。

治则：温肺散寒，化痰止咳。

方药：小青龙汤合麻黄汤、麻杏石甘汤加减。

麻黄 10g，桂枝 10g，杏仁 10g，干姜 6g，细辛 3g，五味子 3g，陈皮 6g，半夏 6g，苏子 10g，紫菀 10g，百部 10g，荆芥 10g，罂粟壳 20g。水煎服，一日 1 剂。

二诊：2015 年 11 月 7 日再诊，患儿咳嗽、喘息、咯痰均已减轻，症状好转。

哮喘间歇期小青龙汤合香砂六君子汤健脾胃，加焦三仙、炒莱菔子继服 14 剂症状消失。

按：哮证发作期以温化寒痰、宣肺止咳为主，素有哮喘病史，内有水饮，遇寒引动伏痰发为哮喘，痰多色白为寒痰之象，舌淡苔白腻，脉弦紧，皆为外寒内饮之证。方用杏仁、陈皮、半夏健脾燥湿，化痰止咳；苏子降气化痰，麻黄宣肺平喘；紫菀、百部化痰止咳；细辛、五味子温肺化饮，敛肺止咳，甘草调和诸药，兼有化痰止咳之效。全方共奏温肺化饮、化痰止咳之效，故收效较好。

例 2：谢某，男，72 岁，2005 年 11 月 23 日初诊。有支气管哮喘病史，近日感冒后发热，体温 37.8℃，症见：喉中痰鸣如吼，胸高胁胀，咳呛阵作，咳痰色黄质黏、稠厚成块，咯吐不利，烦闷不安，汗出，面赤口苦，口渴喜饮，舌红苔黄腻、脉弦滑。

西医诊断：支气管哮喘。

中医辨证：热哮。

治则：清热宣肺，化痰定喘。

方药：定喘汤合三子养亲汤加减。

麻黄 10g，白果 10g，款冬花 6g，半夏 6g，桑白皮 10g，黄芩 10g，射干 10g，苏子 10g，白芥子 10g，莱菔子 10g，甘草 6g。水煎服，一日 1 剂。

二诊：2005 年 11 月 30 日再诊，则哮喘平，痰少，继以麻杏石甘汤合小青龙汤巩固疗效，再服 7 剂，诸症平。

按：外寒引动伏痰，痰热壅肺，肺失清肃，肺气上逆，故痰鸣如吼，胸高胁胀，热蒸液聚生痰，痰热胶结，故咯痰黏浊不利，结合舌脉，辨证为痰热内盛之象。药用麻黄宣肺定喘，黄芩、桑白皮以清热肃肺，杏仁、半夏、款冬花、苏子化痰降逆，白果以敛肺气，甘草和中。

因患者年事已高，故合三子养亲汤以加强降气化痰之功。

例3：杨某，女，5岁，2004年12月4日初诊。患儿有支气管哮喘病史3年，有花粉、羊肉、煎炸食物过敏史。本次哮喘病已治愈，自觉乏力，纳差，大便溏，稍进食油腻即腹泻，往往因饮食失当而引发哮喘，气短，言语无力。舌质淡，苔薄腻，脉细软。

西医诊断：支气管哮喘。

中医辨证：肺脾两虚。

治则：健脾化痰。

方药：六君子汤加减。

陈皮6g，半夏6g，党参10g，白术10g，茯苓12g，焦三仙各10g，鸡内金10g，炒莱菔子10g，甘草6g。水煎服，一日1剂。连服10剂。

二诊：2004年12月11日再诊，诸症痊愈。

按：哮喘缓解期当辨虚候。脾虚健运无权，故食少纳差，大便不实，常因饮食不当而诱发。中气不足则倦怠乏力，言语无力，舌淡苔薄腻，脉细软亦为脾虚之象，需从脾论治，当健脾化痰消食为主。陈皮、半夏燥湿化痰，党参、白术健脾益气，焦三仙、鸡内金消食为主。

例4：王某，女，54岁，2005年4月23日初诊。素有哮喘病史，近日感风寒后出现鼻塞、咳嗽、气喘、少量黄白痰。症见：喉中痰鸣，胸高胁胀，咳呛阵作，咳痰色黄白相间，舌质淡，苔白腻微黄，脉弦滑。

西医诊断：支气管哮喘。

中医辨证：痰饮内停。

治则：宣肺利水，化痰定喘。

方药：自拟大味合剂加减。

大腹皮15g，五味子3g，远志10g，陈皮6g，半夏6g，川贝母10g，丹皮6g，麻黄10g，杏仁10g，生石膏30g，细辛3g，金银花15g，连翘15g，甘草6g。水煎服，一日1剂。

二诊：2005年4月30日再诊，哮喘平，痰少，继以麻杏石甘汤合小青龙汤巩固疗效。

按：外寒引动伏痰，入里有化热之象，且有水湿之象，故以宣肺利水之麻黄、大腹皮共用，肺失清肃，肺气上逆，故痰鸣如吼、胸高胁胀，结合舌脉，辨证总为痰热内盛之象。合麻杏石甘汤清肺热，同时辅以化痰止咳之药。本方为裴正学教授临床常用方，既可以用于哮喘，亦可用于喘息型支气管炎。

七、古今医家学说荟萃

《黄帝内经》虽无哮证之名，但有"喘鸣"的记载，与本病的发作特点相似。如《素问·阴阳别论》说："阴争于内，阳扰于外，魄汗未藏，四逆而起，起则熏肺，使人喘鸣。"《素问·脉要精微论》："血在胁下，令人喘逆。"《伤寒论》中虽亦无哮证病名，但"喘家作，桂枝加厚朴杏子佳"之"喘家"可能是指素有哮喘史的患者，"作"则指本病之发作。《金匮要略·肺痿肺痈咳嗽上气病脉证治》曰："咳而上气，喉中水鸡声，射干麻黄汤主之。"即指哮病发作时的证治。张仲景从病理角度，将其归属于"痰饮"范畴，称为"伏饮"证，指出："膈上病痰，满喘咳吐，发则寒热，背痛腰疼，目泣自出，其人振振身瞤剧，必有伏饮。"描述了哮证发作时的典型症状。此后还有"呷嗽""哮吼"等形象性的病名。《医学正传》进一步对哮喘作了明确区别，指出："哮以声响言，喘以气息言。"后世医家鉴于"哮必兼喘"，故一般统称为哮喘，简名哮证。《灵枢·五阅五使》说："故肺病者，喘息鼻张。"《灵枢·本藏》也说："肺高则上气，肩息咳。"《灵枢·五邪》说："邪在肺，则病皮肤痛，寒热，上气喘，汗出，咳动肩背。"《灵枢·本神》："肺气虚……实则喘喝，胸盈仰息。"《素问·经脉别论》："有所堕恐，喘出于肝，淫气害脾；有所惊恐，喘出于肺，淫气伤心；度水跌仆，喘出于肾与骨……"《素问·举痛论》说："劳则喘息汗出。"朱丹溪首创"哮喘"之名，阐明病机专主于痰，提出"未发以扶正气为主，既发以攻邪气为急"的治疗原则。《景岳全书·喘促》说："喘有夙根，遇寒即发，或遇劳即发者，亦名哮喘。"《症因脉治·哮病》亦指出："哮病之因，痰饮留伏，结成窠臼，潜伏于内，偶有七情之犯，饮食之伤，或外有时令之风寒束其肌表，则哮喘之症作矣。"指出哮喘的病理因素与痰相关。《证治汇补·哮病》说："哮即痰喘之久而常发者，因内有阻塞之气、外有非时之感，膈有胶固之痰，三者相合，闭拒气道，博击有声，发为哮病。"《医学实在易·哮证》亦说："一发则肺腧之寒气，与肺膜之浊痰，狼狈相依，窒塞关隘，不容呼吸而呼吸正气，转触其痰，鼾有声。"指出发作期为"伏痰"遇感引触、痰随气升，气因痰阻，相互博结，壅塞气道，肺气宜降失常，引动停积之成，而哮致鸣如吼，气息喘促。

现代医家均有其不同观点及经验：

刘臣等以六经辨证为基础，引用《素问·脉要精微论》"血在胁下，令人喘逆"加以论证，认为瘀血阻滞也为哮喘之夙根。郑健等认为：哮喘正气不足为其本，痰内伏乃其根，外感之邪为诱发之因，气闭痰喘为发病之标。久病哮喘络无不阻，血无不瘀，故而认为，痰瘀互结是哮喘的主要病机。晁恩祥针对哮病发病迅速、时发时止、反复发作、痰鸣气喘的特征，认为与风邪善行数变性质相符，提出"风盛痰阻、气道挛急"是本病急性发作的主要病机，而且不仅外风侵袭可致哮病，内生肝风，夹痰犯肺，风摇金鸣，哮病亦作。梁直英也认为，风痰壅阻为哮喘发作期的主要病机，治宜祛风化痰、解痉平喘。段元盛认为，少阳枢机不利，气机郁遏，上逆于肺而致哮喘频作，气机失调是哮喘反复发作的诱因。李国友等认为：肺、脾、肾三脏虚弱，加之顽痰、宿痰可以形成持续性的哮喘。高丽青等认为，花粉、尘螨、油漆等致敏因素，中医认识上应视为一种"戾气"。

第三章　肺　炎

一、解剖生理及病理

肺炎是由多种病原微生物或其他因素引起的终末气道、肺泡和肺间质的炎症。细菌性肺炎是最常见的肺炎，也是最常见的感染性疾病之一。据统计，我国每年约有 250 万肺炎患者，年发病率约 2‰，每年死亡人数约 12.5 万。目前在总人口中肺炎仍居致死病因的第 5 位。肺炎可按解剖、病因或患病环境加以分类。按照解剖可分为大叶性、小叶性、间质性肺炎等；根据病因则分为细菌性、真菌性、支原体、衣原体、立克次体、病毒、寄生虫等。细菌性肺炎又分为肺炎链球菌肺炎、金黄色葡萄球菌肺炎、肺炎克雷伯杆菌肺炎等等。按患病环境分为社区获得性肺炎（CAP）、医院获得性肺炎（HAP）两大类。CAP 指在社会环境中发生的肺炎，多发生于健康人，发病急，以肺炎链球菌、流感嗜血杆菌、卡他莫拉菌和非典型病原体为主。HAP 是指病人入院时不存在肺炎，也不处于潜伏期，住院后 48～72h 才发生的肺炎，属院内感染范畴，病人多有基础疾病，病原菌多为肺炎链球菌、流感嗜血杆菌、金黄色葡萄球菌、大肠杆菌、肺炎克雷伯杆菌等，其中革兰阴性杆菌占 50% ~ 80%，且多耐药，病死率高。

二、西医诊断及治疗

（一）临床诊断

1. 细菌性肺炎

（1）发病急剧，有寒战、高热、咳嗽、咳脓性或血性痰，严重者出现休克症状。肺部有实变体征和湿性啰音。

（2）血液白细胞计数及中性粒细胞均增高。X 线表现可见分布于肺叶段的炎性阴影，也有呈大片絮状、浓淡不等的阴影，在一侧或两侧肺。

（3）痰直接涂片和培养可以确定病原体。

（4）典型病例的诊断不难。但当疾病早期，肺实变征尚未出现；病变部位较深，肺部体征不明显；发生在老幼年患者；表现为某些非特异性症状时，则诊断不易。临床上如遇到不明原因的休克，不明原因的突发寒战、高热伴有呼吸道症状者，应考虑肺炎的可能。

（5）肺炎球菌肺炎：①发病急骤、有寒战、发热、胸痛、咳嗽、咯铁锈色痰。可有受寒、淋雨、疲劳等诱因。②胸部检查可有实变体征，叩诊呈浊音，语颤增强，支气管呼吸音和湿性啰音。③X 线检查可见按叶或段分布的大片均匀致密的阴影，或呈局限于一肺段的淡薄、均匀阴影。④痰涂片在多形核白细胞中见革兰染色阳性的双球菌，和（或）痰细菌培养分离出肺炎球菌。凡符合诊断标准①、②、③、④者即可确诊。但是肺炎球菌肺炎的发病早期，老年人临床症状和体征常不很典型，故主要依据诊断标准③、④，并参考诊断标准①、②也可做出诊断。

（6）葡萄球菌肺炎：①急骤发病，有畏寒、发热、胸痛、咳脓性痰。②胸部检查可有实变体征。③白细胞计数增高，可高达 $50 \times 10^9/L$，中性粒细胞比例增加，核左移，并有毒性颗粒。④X线检查：肺炎呈大叶性、节段性或小叶性，易有空洞形成。⑤痰涂片及培养找到金黄色葡萄球菌，凝固酶试验阳性。葡萄球菌肺炎病情较严重，化脓坏死的倾向较大，易形成脓肿，或引起脓胸。如符合诊断标准①、④、⑤则可明确诊断。

（7）克雷伯杆菌肺炎：①发病急骤，有畏寒、发热、咳嗽、胸痛。痰量多，为黏稠黄绿色脓痰，有时呈红棕色胶冻状黏痰。多见于营养不良，全身衰竭，原患慢性支气管肺病。②胸部可有实变体征。③X线表现：肺叶实变，其中有不规则透亮区，叶间隙下坠。④痰培养找到肺炎克雷伯杆菌。克雷伯杆菌肺炎因病变渗出液黏稠而重，常使叶间下坠，且易形成空洞，故X线改变有其特征。临床上有时可咳出较典型的红棕色胶冻状痰。如又符合诊断标准④则可确诊。

（8）绿脓杆菌肺炎：Renner 指出凡有下述临床情况者，结合有关X线表现，应考虑本病的诊断。①免疫障碍：先天性 IgG 缺陷。进行免疫抑制治疗。②机械性因素或细胞防御功能障碍：酒精中毒、恶性病变、糖尿病和心、肾功能障碍；手术或烧伤后；气管切开；慢性肺病（哮喘、肺气肿、慢支）。

③大量细菌感染：雾化吸入治疗、复苏治疗等有器械污染可能者，静脉输液污染者，以及曾大量使用抗生素者。④Ｘ线基本表现是支气管肺炎型结节病灶，两肺广泛分布，可有空洞和胸腔积液，偶呈间质型病变。Ｘ线表现与病程有关。早期发热时肺部充血，Ｘ线表现为肺间质水肿。发病48～72h后，由于凝固性病灶聚集于细支气管周围，Ｘ线表现为沿支气管分布的结节状病灶、双侧分布，主要影响两肺下部。如经抗生素治疗，病变仍迅速发展，亦应考虑肺部绿脓杆菌感染。结节病灶扩展和融合，Ｘ线表现为大片密度均匀的融合性病灶，呈亚段、段、叶分布，最终形成大叶实变，病变范围超过一肺叶以上者，预后甚差。在广泛结节病灶之间常可见许多小环状透亮区，壁薄，数目不等，形成时间亦不一致。以往认为这是微小脓肿，但未得到病理证实，亦可能代表各结节病灶之间的部分正常次级肺小叶，或可能系细支气管炎症形成活瓣作用，引起小叶性肺气肿。病程48h以上者，可因肺组织坏死而形成脓腔，大小不一，壁薄，类似金葡菌肺炎的空洞。败血症引起的肺炎表现为散在结节性病灶，多分布在胸膜下。常伴有少量胸腔积液，罕见中等量以上积液。偶见气胸和大气肿泡。病愈后由于病理上相对缺少慢性炎症变化，故胸片上少量残留明显破坏性病变，但亦可残留薄壁囊性空腔和支气管扩张。胸液多未完全吸收，未见残留肺不张。

（9）大肠杆菌肺炎：①感染途径常是从胃肠道或泌尿生殖系统经血行播散而来。②临床特点：常有恶心、呕吐、腹痛症状。③病变好发于肺下叶。④大肠杆菌肺炎多对头孢呋辛、头孢噻肟、头孢哌酮及羧苄青霉素均敏感。

（10）流感嗜血杆菌肺炎：①患慢性阻塞性肺病者易继发本病。②症状有高热、咳脓性痰，常伴有气急。③周围血象显示白细胞大多在正常范围或者轻度增高。④X线表现为支气管肺炎，也可是大片实变者。⑤取病人的下呼吸道分泌物涂片和革兰染色，在显微镜下可初步认出流感嗜血杆菌的存在。确定本菌须含兔血的琼脂培养基分离。

（11）厌氧菌肺炎：①常由黑色素类杆菌、脆弱类杆菌、核粒梭形杆菌及陈链球菌等厌氧菌引起。②多见于住院病人、齿龈感染或酒精中毒者经吸入而感染。③起病缓慢，于1~2周内逐渐呈现症状，如消瘦、咳嗽、半数病例咯大量恶臭脓痰，约20%患者形成肺脓肿。④实验室检查：常见贫血、血白细胞计数增多。痰培养要求条件高，最好经气管环甲膜穿刺（TTA）采取标本，于密闭情况下送检。⑤青霉素、氯林可霉素、四环素、甲硝唑等治疗有效。

（12）军团菌肺炎：是一种革兰阴性杆菌——军团菌引起的肺部炎症。诊断军团菌肺炎的主要依据：①临床表现：发热、寒战、咳嗽、胸痛等呼吸道感染症状。②X线胸片具有炎症性阴影。③呼吸道分泌物、痰、血或胸水在活性炭酵母浸液琼脂培养基（BCYE）或其他特殊培养基培养，军团菌生长。④呼吸道分泌物直接荧光法检查阳性。⑤血间接荧光法（IFA）检查前后两次抗体滴度呈4倍或以上增高达1∶128或以上。血试管凝集试验（TAT）检测前后两次抗体滴度呈4倍或以上增高，达1∶160或以上。血微量凝集试验检测前后两次抗体滴度呈 4 倍或以上增高，达 1 : 64 或以上。凡具备①、②同时又具备③~⑤项中任何一项者诊断为军团菌肺炎。

2. 病毒性肺炎

（1）本病的临床表现一般较轻，起病缓慢，有头痛、乏力、发热、咳嗽并咯少量黏液痰。体征往往缺如。白细胞计数正常或稍增或偏低。

（2）X 线检查肺部炎症呈斑点状、片状或密度均匀的阴影。

（3）本病的诊断依靠临床表现和 X 线检查，排除细菌性和其他病原体所引起的肺炎。确诊有赖于病原学检查——病毒培养。

3. 真菌性肺炎

（1）曲菌性肺炎。①本病多继发于免疫功能低下和骨髓抑制患者。②症状有恶寒、发热、咳嗽和呼吸困难等。③ X 线检查显示两肺有散在或密集的片状或结节阴影。④病原体检查有助于诊断。

（2）变态反应性支气管肺曲菌病。英国学者 Hinson 等（1952）首先报告了变态反应性支气管肺曲菌病，但迄今本病尚无统一的诊断标准。目前较多采用由 Rosenberg 提出的诊断标准：①哮喘。②外周血嗜酸性粒细胞数增多。③曲菌抗原皮试速发型反应（＋）。④曲菌特异性沉淀素测定结果（＋）。⑤血清总 IgE 抗体滴度增高。⑥近端支气管扩张（经平片或支气管造影证实）。⑦一过性固定性肺部浸润灶。次要诊断依据：①多次痰培养或显微镜检查烟色曲菌（＋）。②咳出棕褐色痰栓或颗粒史。③烟色曲菌皮试出现 Arthus 现象。符合上述 7 条主要标准者方可确诊为本病。

（3）白色念珠菌肺炎。如下条件可作为诊断白色念珠菌肺炎的参考依据：①痰中多次找到酵母样真菌而且有树枝样结构。②用痰培养做进一步鉴别菌种，必要时可做动物接种试验。③X 线胸片表现为非特异性的，可看到肺纹理增多紊乱、肺中下野有结节状、小片状浸润，或大片融合性病灶，短期内复查（例如 2 ~ 3d 内）即可出现此起彼伏的明显变化，可能伴胸膜变化，病程较长时可出现纤维化影。④口腔或痰液中有甜酒样香味。⑤血行播散病例可在血、尿、粪、脑脊液等标本中找到相同的真菌。⑥按照真菌性肺炎治疗取得了明显效果。

4. 肺炎支原体肺炎

（1）一般起病缓慢。多数有上呼吸道感染症状，有时可闻干性或湿性啰音。

（2）X 线表现为肺部病变无特征性，为斑点状、片状或均匀的模糊阴影，近肺门较深，下叶较多，有时阴影呈游走性。

（3）病因诊断应结合临床表现。发病后 2 周约半数病例的冷凝集试验阳性（滴定效价 1 ∶ 32 以上）。在发病后10 ~ 14d 血清中可检出特异性抗体（补体结合试验阳性）。有条件单位，取病人痰、鼻咽拭子做支原体培养。

（二）西医治疗

西医治疗原则及主要措施：

（1）一经诊断应立即以抗生素治疗。肺炎球菌肺炎，首选青霉素 G；肺炎克雷伯杆菌肺炎可选用氨基糖苷类、头孢菌素类、广谱青霉素等；军团菌、支原体、衣原体首选大环内酯类；耐药者，根据药敏情况及时调整抗生素。用药剂量视病情轻重而定。

（2）重症肺炎并发肺外感染，如脓胸、心包炎、心内膜炎和心、脑、肾转移性脓肿、关节炎者，应选择应用大剂量敏感抗生素。

（3）老年、合并严重基础疾病、免疫功能抑制宿主肺炎患者预后较差。革兰阴性杆菌、金葡菌特别是 MRSA 引起的肺炎，病死率较高。治疗应注意增强体质，避免上呼吸道感染，在高危患者中选择性应用疫苗。

（4）并发休克者可在抗感染的基础上改善全身组织的血流灌注，恢复及保护病人的代谢和脏器功能。辨证属痰热内闭者，可用清开灵注射液 40ml 加入 5% 葡萄糖注射液 250 ~ 500ml 中静滴，每日 2 次。或用血必净注射液、痰热清注射液。风火、痰热证可配合灌服牛黄清心丸，每次 1 ~ 2 丸，每日 3 ~ 4 次。痰多化热者，可合服鲜竹沥，每次 10ml，每日 2 ~ 3 次，或用穿琥宁静滴治疗。

（5）并发呼吸衰竭、心力衰竭者，应在加强抗感染的基础上予以相应对症治疗。

（6）病毒性肺炎后抗体出现较迟，对控制感染作用不大，干扰素对易感细胞的病毒感染具有保护作用，有阻止病情发展和防止其播散的作用。但是容易出现发热等副作用。

三、裴正学教授思维方法

肺热病一名首见于《素问·刺热》:"肺热病者，先渐然厥，起毫毛，恶风寒，舌上黄，身热，热争则喘咳，痛走胸膺背，不得太息，头痛不堪。"汉·张仲景《伤寒论·辨太阳病脉证并治》说:"太阳病，发热而渴，不恶寒者，为温病。若发汗已，身灼热者，名风温。"明·汪石山提出了新感温病的概念，他说:"冬伤于寒……至春而发……此伏气温病也；有不因冬月伤于寒而病瘟者，此特春瘟之气，可名春瘟，与冬之伤寒、秋之伤湿、夏之中暑相同，此新感之温病也。"叶天士、陈平伯为代表的温病学家总结出了一整套诊治风温、肺热的理论和方法。叶天士在《外感温热篇》中指出:"温邪上受，首先犯肺，逆传心包。"治疗"首用辛凉清肃上焦"，论述了本病的病因、传变规律、治疗原则。叶天士《温热论》，创卫气营血辨证，总结了热病辨证施治的规律。他说:"大凡看法，卫之后方言气，营之后方言血。在卫汗之可也，到气才宜清气，乍入营分，犹可透热，仍转气而分解，如犀角①、玄参、羚羊等物是也，至于入血，则恐耗血动血，直须凉血散血，如生地、丹皮、阿胶、赤芍等物。"吴鞠通《温病条辨》:"温病由口鼻而入，鼻气通于肺，口气通于胃，肺病逆转，则为心包；上焦病不治，则传中焦，胃与脾也；中焦病不治，即传下焦，肝与肾也；始上焦，终下焦。"至此温病学说已形成一个理、法、

---

① 犀角：已禁用，可用水牛角代替。

方、药完整的体系。

裴正学教授指出肺炎属于中医学"风温肺热病"。本病常因寒温失常、劳倦过度，导致人体正气不足，肺卫不固，复感风热之邪或风寒入里化热而发病。起病初，病邪侵犯肺卫，卫气不和、肺失宣降，则出现恶寒、发热、咳嗽等证；当外邪传里，热邪壅肺，痰热郁阻，肺气不利，则见咳嗽、咳黄痰、胸痛，呼吸气促肺络受伤，则痰中带血，气滞则血瘀，热郁于肺，气机不利，则见呼吸困难、口唇紫绀；若病邪较轻，机体抵抗力较强，或治疗及时，则正胜邪祛，痰热消退。如有正虚邪留，表现为余热未退，或热邪虽退，但可表现出气阴不足的症候。如热伤营血，热闭心包，则见神昏谵语；热极生风，则见抽搐；邪盛正衰，也可出现汗出肢冷、脉微欲绝的危证。同时指出伤寒学派与温病学派同是治疗外感热病学派，长期以来两种学派各执己见，相互对立，伤寒是寒邪致病，温病是热邪致病，伤寒学派抓住了热病的寒因、伤阳等特点，注重辛温解表、急救回阳诸法；温病学派抓住了热病的热因、耗阴等特点，注重辛凉解表、滋阴降火诸法。但就同一热病而言，可能同时具备伤寒与温病的双重特点，亦可交替出现一些伤寒与温病的临床表现，因此把伤寒和温病的辨证方法截然分开，显然不利于临床诊断的客观需要。将二者的辨证论治有机结合，形成中医对热病的统一辨证方法。裴正学教授指出肺炎属肺热证，病在上焦，重予以清热寒凉药与行气化痰药，但往往寒凉之品有伤胃碍胃之不足，应用不当易损及中焦阳明胃气，从而影响疗效。故在治疗温热病时，应避免盲目大剂量应用苦寒燥湿药物，以免损伤脾胃导致病人吐泻过度，造成"伤阴"进一步加重，而犯虚虚之戒。因此，首先应避免寒凉清肺药用量过大或使用药性沉降之品或性味苦，或一次服药量过大。对非典型肺炎、新型冠状病毒肺炎，裴正学教授认为其基本病机特点为：热毒痰瘀，壅阻肺络，热盛邪实，湿邪内蕴，耗气伤阴，甚则出现气急喘脱的危象。分型有热毒袭肺、湿热阻遏、表寒里热夹湿、湿热蕴毒、热毒炽盛、正虚欲脱、气阴两伤、肺脾两虚等证型。

四、中医辨证分型及方药

1. 风热犯肺

证见：发热畏寒，头痛胸闷，无汗或少汗，咳嗽气促，口微渴，舌边尖红、苔白或黄，脉浮数。

治则：辛凉解表，清肺化痰。

方药：银翘散加减。

连翘 10g，银花 10g，桔梗 10g，薄荷 10g，竹叶 10g，甘草 6g，荆芥 10g，豆豉 10g，牛蒡子 10g，鲜芦根 15g，桑白皮 10g，杏仁 10g，鱼腥草 10g。

痰多色黄，不易咳出加贝母、瓜蒌皮；咽痛加玄参、板蓝根；口干渴，舌红者，为热伤阴津，加麦冬、玄参、花粉、白茅根；胸闷，舌苔黄腻者，加藿香、佩兰、六一散、枳壳；咽痛甚者，加射干、玄参等。

2. 痰热壅肺

证见：高热不寒，汗出热不解，咳嗽频繁，痰鸣气喘，鼻煽气促，咳黄或铁锈色痰，胸痛腹胀，口渴烦躁，尿赤便结，唇焦面红兼青，舌干红苔黄，脉滑数。

治则：清热解毒，宣肺化痰。

方药：麻杏石甘汤合苇茎汤加减。

麻黄 10g，杏仁 10g，生石膏 30g，甘草 6g，苇茎 10g，薏苡仁 30g，冬瓜子 10g，桃仁 10g，鱼腥草 30g，桑白皮 10g，黄芩 20g。

若痰热伤津者，可加沙参、天冬、天花粉以养阴生津；痰中带血加藕节、侧柏炭；胸闷加郁金；便秘大黄、枳实。

3. 热毒内陷

证见：高热不退，烦躁不安，咳嗽气促，痰内带血，口干而渴，时有谵语，甚至抽风昏迷，舌质红绛无苔或黄黑苔，脉细数。

治则：清热解毒，清心开窍。

方药：清营汤加减。

金银花 15g，连翘 15g，生地黄 12g，玄参 10g，麦冬 10g，丹参 20g，生石膏 30g，石菖蒲 10g，郁金 6g，莲子心 10g，水牛角 10g。

痰多者，加栀子、青礞石、海浮石、淡豆豉；热痰盛者加竹沥、梨汁以清热化痰；抽搐者，加羚羊角、全蝎；甚至昏迷者，加服安宫牛黄丸、紫雪丹。

4. 正虚邪留

证见：低热不退，神疲乏力，汗出畏风，面色不华，咳嗽痰白黏，食少便溏；舌淡白，脉濡细，此属气虚。或潮热不退，心神不宁，唇红口干，五心烦热，干咳无痰，盗汗，舌红少苔而干，脉细数，此属阴虚。

治则：升阳益气或养阴清热。

方药：气虚证，方用补中益气汤加减；阴虚证，方用青蒿鳖甲汤加减。

党参 10g，黄芪 30g，白术 10g，甘草 6g，当归 10g，陈皮 6g，升麻 3g，柴胡 6g。青蒿 15g，鳖甲 15g，生地 12g，知母 10g，丹皮 10g。

5. 正虚欲脱

证见：体温骤降，额部冷汗，面色苍白，呼吸急促，鼻翼煽动，喉中痰鸣，唇青肢冷，甚则昏迷惊厥，舌青暗，脉细微欲绝。

治则：回阳救逆，益气养阴。

方药：生脉散合参附龙牡汤加减。

人参 10g，麦冬 12g，五味子 3g，炮附子 6g，龙骨 15g，牡蛎 15g。

若神志昏迷者，加石菖蒲醒神开窍；若面色青紫者，加丹参、川芎活血化瘀。若汗出明显者，加山萸肉、煅龙骨、煅牡蛎；肢冷息微者，加炮附子 15g，急煎频服。针剂：参麦注射液 40～60ml，加 10% 葡萄糖注射液 100ml，静脉注射，每 10～15min 1 次，连续 3～5 次。

五、裴正学教授用方分析

裴正学教授将伤寒学派和温病学派的辨证论治有机结合，

根据疾病的病因、病位、病性、邪正的消长、疾病发展的阶段不同，将伤寒的六经辨证、温病的卫气营血、三焦辨证结合，将古代医家方剂加以总结，创立麻黄桂枝类。方中麻黄汤由麻黄、桂枝、杏仁、甘草、生姜、大枣等药物组成，治疗头痛、发热恶寒、身痛、无汗、脉浮而紧的风寒表实证。近人通过实验证明，此方对感冒病毒有一定的抑制作用，因此证明古人所谓风寒表证大多属今之病毒性上感。加生石膏，为大青龙汤，主治头痛、身痛、发热恶寒、无汗口渴、烦躁、脉浮紧，此为风寒表实兼里热，即风寒表证入里化热之主方。近人用此方治上呼吸道感染恒有疗效，如加银花、连翘、公英、败酱等清热解毒药则疗效更确。大青龙汤去桂枝、生姜、大枣，名为麻（黄）杏（仁）石（膏）甘（草）汤，中医谓此方适应于烦、喘、渴、咳四证。用现代医学观点来看，此方适合于一切支气管、肺部之感染，包括急、慢性支气管炎、支气管肺炎，以及肺气肿、肺原性心脏病之肺部感染。桂枝汤号称"群方之冠"，由桂枝、白芍、甘草、生姜、大枣等药组成，主治头痛、发热恶寒、有汗、脉浮缓，此为风寒表虚证，即现代医学之伤风感冒类。此方之主要意义不在治疗伤风感冒，而在通过本方之加减化裁，治疗一系列与植物神经功能紊乱有关的诸多内科病证，尤其肺炎恢复期。白虎汤类方：白虎汤由生石膏、知母、粳米、甘草四味药组成，是《伤寒论》著名方剂，主治阳明经证（大热、大渴、大汗、大脉）。以现代医学观点看，本方加减化裁，可治疗诸多高热疾患，既适合于各种感染性疾患之发烧，又适宜于各种理化因素引致之发烧，有人称此方为中医热证之首方，是不过分的。本方加人参，名人参白虎汤（《伤寒论》），主治里热炽盛、气阴两亏。本方加羚羊角、犀角，名羚犀白虎汤（《温热经纬》），主治外感温病、气血两亏、高热烦渴、神昏谵语。本方加玄参、犀角，名化斑汤（《温病条辨》），主治热入营血、谵语、发斑、舌绛苔黄。本方去知母，加半夏、麦冬、人参、竹叶，名竹叶石膏汤（《伤寒论》），主治余热未清、气阴两伤，症见身热多汗、口干喜饮、虚羸少气、气逆欲呕。从现代医学观点来看，适用于一切热病后期植物神经功能紊乱且交感神经偏亢。

桑菊银翘类方：桑菊饮和银翘散同出于《温病条辨》，桑菊饮由桑叶、菊花、连翘、杏仁、桔梗、芦根、薄荷、甘草等 8 味中药组成，主治风热表证，症见头痛、发热恶寒（热多寒少）、口渴、咽痛、咳嗽。现代医学认为此方适合于革兰阳性球菌引致之急性咽峡炎或各种非病毒性上呼吸道感染，包括大叶性肺炎、支气管性肺炎、急慢性支气管炎等，尤其对小儿上感高热效果较佳。银翘散由荆芥穗、桔梗、二花、连翘、薄荷、竹叶、淡豆豉、牛蒡子、甘草、芦根等药组成，主治风热表证兼咽喉疼痛，症见头痛、发热恶寒（热多寒少）、口渴、咽喉疼痛。此方之适应证较桑菊略重，清热解毒之力较强。以西医观点看，除治疗急性扁桃体炎之外，对全身化脓性球菌之感染均有良效。五味消毒饮（《医宗金鉴》）：方由金银花、野菊花、蒲公英、紫花地丁、紫背天葵等 5 味药物组成，主治疔毒疮病及各种化脓性感染，药虽 5 味，疗效甚佳。清瘟败毒饮（《疫诊一得》）：方由黄连、黄芩、栀子、牡丹皮、玄参、连翘、生地、犀角、生石膏、竹叶等药组成，主治邪热内陷、气血两燔，临床症见壮热烦渴、大汗神昏、燥动谵语、阳毒血斑、吐血、衄血、便血等症。以现代医学观点来看，此方适合于多种感染所引致之败血症，中医所谓的邪热内陷，多指西医之败血症而言。温病由气分进入营血，只有养阴凉血之剂，方能药中病的。此类方剂之代表为清营汤、玉女煎、化斑汤、犀角地黄汤。清营汤（《温病条辨》）由竹叶、丹参、犀角、连翘、黄连、金银花、生地、玄参、麦冬等药组成，主治热入营血，临床症见潮热烦渴、神昏谵语、烦躁不眠、斑疹隐隐。从现代医学观点来看，此方适合于急性传染病高热引致电解质之紊乱、脱水等。玉女煎（《景岳全书》）由知母、牛膝、生石膏、熟地、麦冬等药组成，主治烦热口渴、头痛牙痛、苔红少苔、脉细而数，中医谓此证为阳明有余、少阴不足，其实质为热盛伤阴。化斑汤（《温病条辨》）由生石膏、知母、粳米、甘草、玄参、犀角组成，主治热入营血，谵语、发斑、舌绛。犀角地黄汤（《千金方》）由犀角、生地、芍药、丹皮组成，此方为热入血分之主方，主治热盛迫血妄行，症见潮热烦渴、神昏谵语、阳毒血斑、吐血、衄血、便血、尿血、舌绛无苔、脉细数，该方近年广泛应用于内科杂病之实证热证之出血。熄风开窍类方：此类方药大多具有清热、熄风、开窍之功能，适用于热病极期或后期所见之伤阴、动风、热入心包之症。临床常用之方药有羚角钩藤汤、大定风珠、牛黄清心丸、紫雪丹、至宝丹等。羚角钩藤汤（《通俗伤寒论》），此方由羚羊角、钩藤、桑叶、川贝、竹茹、生地黄、菊花、白芍、茯神木、甘草组成，主治高烧不退、神昏谵语、抽搐惊厥。大定风珠(《温病条辨》)由生龟板、生牡蛎、生鳖甲、阿胶、麦冬、干地黄、麻仁、生白药、五味子、炙甘草、鸡子黄组成，主治神倦欲脱、手足瘛疭、震颤麻木，该方对热性病后期之抽搐症有卓效。牛黄清心丸(《万密斋方》)由黄连、黄芩、栀子、牛黄、郁金、朱砂等药组成，主治神昏谵语、牙关紧闭、颈项强硬、手足抽动、高热面赤。紫雪丹(《和剂局方》)由寒水石、生石膏、磁石、滑石、硝石、青木香、沉香、麝香、丁香、羚羊角、升麻、甘草、芒硝、朱砂等药组成(此方中原有牛黄少许，今人已不用)，主治神昏谵语、高烧口渴、惊厥抽搐、颈项强直、牙关紧闭。至宝丹(《和剂局方》)由犀角、玳瑁①、朱砂、雄黄、龙脑、麝香、牛黄、安息香组成(原有金银箔，现已不用)，主治神昏不语、痰盛气粗、身热舌红、苔黄腻、脉滑数等症群。同时自创裴氏苍公苏通合剂(苍术10g，蒲公英15g，苏叶10g，木通6g，薏苡仁30g，川牛膝15g，地龙10g，金银花15g，连翘15g)退热；黄鱼二马蚤汤(黄芩10g，鱼腥草15g，金银花15g，蚤休10g)消除肺部感染。创山礞海豉汤(栀子15g，青礞石15g，海浮石15g，淡豆豉10g)，裴正学教授用此方治疗痰多不易咳出之症。创泻火丹主治一切炎症疾患如上呼吸道感染、急进性咽颊炎、气管炎、肺炎、全身性感染及败血症。生石膏100g，大黄10g，黄连6g，黄芩10g，金银花40g，连翘40g，野菊花40g，七叶一枝

----

① 现已禁用。

花 40g，山豆根 40g，鱼腥草 40g。生石膏煎 5 遍，余药煎 2 遍，取汁混合收膏，加入胃复安 20mg 做成冲剂，每服 0.5 ~ 1 包，日服 2 次，饭后服。

六、裴正学教授临床病案举例

例 1：金某，男，56 岁，2005 年 11 月 1 日就诊。患者一周前因外感风寒后出现恶寒发热，体温 38.5℃，咳嗽，咳痰，色黄，量多，胸痛，有汗，汗后发热暂降，不久后复升，恶心呕吐，腹痛便结。去三甲医院排胸部 X 片示：双肺感染，血分析正常，痰中检出肺炎链球菌，曾给予头孢类抗生素，3d 体温未见明显下降，舌红苔黄腻，脉洪大滑数。

西医诊断：肺炎链球菌肺炎。

中医辨证：温热犯肺，热结大肠。

治则：宣肺通腑，清泻热结。

方药：白虎汤合小陷胸汤加减。

生石膏 60g，瓜蒌 10g，大黄 5g，杏仁 10g，知母 20g，粳米 20g，苍术 10g，赤芍 15g，柴胡 10g，前胡 10g，芦根 10g。同时停用抗生素。

7 剂后体温恢复正常，咳嗽，咳痰、胸痛好转。复查胸部 X 片基本恢复正常。

按：温热之邪犯扰于肺，传于大肠，表里同病，故治以宣肺通腑、清泻热结之法。方用前胡、杏仁宣开肺气，重用生石膏、知母、瓜蒌、芦根清除里热，更用生大黄通泻腑气，釜底抽薪，以解上焦肺金之热壅，又配苍术运脾祛湿，粳米和胃，柴胡疏肝清热，以舒中土，赤芍活血，以防凉寒过用有碍血行而使邪难解除。

例2：焦某，女，71岁，2005年1月13日就诊。患者感受风寒后出现鼻塞、流涕，曾自服感冒灵颗粒，3d前患者出现高热，体温39℃，寒战，咳痰带铁锈色，胸痛，伴痰鸣，气急，口渴，气促和紫绀，尿少而黄，烦躁不安，纳差。去三甲医院就诊，拍胸片示右肺下叶大叶性肺炎，血分析：白细胞 12×10^9/L，中性90%，因患者对头孢类、青霉素类抗生素过敏，输注左氧氟沙星，效不佳，气急加重，痰多，色黄，难咳，舌质红，苔黄，脉洪大滑数。

西医诊断：肺炎链球菌肺炎。

中医辨证：热毒内陷。

治则：清热解毒，泻肺化痰。

方药：麻杏石甘汤合五味消毒饮、葶苈大枣泻肺汤、山礞海豉汤加减。

金银花30g，连翘15g，蒲公英30g，鱼腥草30g，黄芩15g，杏仁12g，甘草6g，瓜蒌20g，桔梗12g，射干12g，车前子10g，葶苈子15g，麻黄10g，生石膏60g，栀子15g，青礞石15g，海浮石15g，淡豆豉10g。水煎服，一日1剂。

二诊：1月20日，寒战、高热好转，体温恢复正常，仍咳嗽、咳痰，色黄，轻度胸痛，气短，效不更方，加紫菀10g、百部10g。

三诊：1月27日，体温正常，咳嗽咳痰好转，停用汤药，口服泻火冲剂（裴正学教授自制中成药），继续调理。

按：本例为外感风寒、入里化热、热毒内陷，裴正学教授采用麻杏石甘汤开肺透表、清泻肺热，五味消毒饮清热解毒，山礞海豉汤（栀子15g，青礞石15g，海浮石15g，淡豆豉10g）治疗痰多不易咳出之症。葶苈大枣泻肺汤泄肺平喘，祛痰利水。专取葶苈子苦降辛散，性寒清热，泄肺中水饮及痰火而平喘。临床上收到很好的疗效。

例3：张某，男，57岁，2004年11月17日就诊。一周前患者感受风寒后出现发热，体温38.7℃，胸痛、咳喘、痰多色黄，胸片提示双下肺炎症，双下肺可闻及湿啰音。舌干红苔黄，脉滑数。

西医诊断：肺炎。

中医辨证：肺热证。

治则：清热宣肺，止咳化痰。

方药：裴氏苍公苏通合剂、黄鱼二马蚤汤合止嗽散加减。

苍术10g，蒲公英15g，苏叶10g，木通6g，薏苡仁30g，川牛膝15g，地龙10g，金银花15g，连翘15g，黄芩10g，鱼腥草15g，蚤休10g，百部10g，紫菀10g，白前10g，荆芥10g，百部10g，桔梗12g，大枣4枚，甘草6g。水煎服，一日1剂。

11月25日二诊，高热消退，体温恢复正常，咳嗽、咯痰均较前好转。

按：裴氏苍公苏通合剂（苍术10g，蒲公英15g，苏叶10g，木通6g，薏苡仁30g，川牛膝15g，地龙10g，金银花15g，连翘15g）退热；黄鱼二马蚤汤（黄芩10g，鱼腥草

15g，金银花 15g，蚤休 10g）消除肺部感染。此方治疗肺炎，再加甘草桔梗汤，专治肺热咳喘。

例4：李某，男，46岁，2004年12月14日就诊。患者感受风寒后，出现高热（39℃），咳嗽颇剧，咳痰，色黄，量多，质黏，不易咳出，气短，疲乏明显，双肺听诊双肺可闻及散在湿性啰音，舌质红，苔黄，脉洪数。

西医诊断：肺炎。

中医辨证：痰热壅肺

治则：清热解毒，宣肺化痰。

方药：麻杏石甘汤合五味消毒饮加减。

麻黄 10g，杏仁 10g，生石膏 60g，蒲公英 15g，金银花 15g，连翘 15g，天花粉 10g，黄芩 10g，栀子 10g，百部 10g，野菊花 15g，玄参 10g，甘草 6g。水煎服，一日1剂。

12月17日二诊，服用3剂后，高热消退，体温恢复正常，咳嗽、咯痰均较前好转。

按：麻杏石甘汤出自《伤寒论》，原治太阳病、发汗未愈、风寒入里化热、"汗出而喘"者。后世用于风寒化热，或风热犯肺，以及内热外寒，但见肺中热盛、身热喘咳、口渴脉数，裴正学教授临床常用治"肺热、炎、喘、汗"之方。加之患者高热，故用五味消毒饮清热解毒，加化痰止咳、清肺热之品，3剂病退。

七、古今医家学说荟萃

古代无"风温肺热病"病名，但有"风温"和"肺热病"

病名。汉·张仲景《伤寒论·辨太阳病脉证并治》说："太阳病，发热而渴，不恶寒者，为温病。若发汗已，身灼热者，名风温。"这里所说的风温，与后世所称之感受风热之邪引起的外感风温病不同。宋代医家庞安时在《伤寒总病论·卷五》指出："病患素伤于风，因复伤于热，风热相搏，则发风温。四肢不收，头痛身热，常自汗出不解，治在少阴厥阴，不可发汗，汗出则谵语。"对风温病病因、病位、症状、治法提出了新的看法。清代，随着温病学说的发展，以叶天士、陈平伯为代表的温病学家，总结出了一整套诊治风温的理论和方法，从而形成了对风温病因证治较为全面的认识。叶天士在《三时伏气外感篇》中说："风温者，春月受风，其气已温。经谓春气病在头，治在上焦。肺位最高，邪必先伤，此手太阴气分先病，失治则入手厥阴心包络。"在《外感温热篇》中，对"温邪上受，首先犯肺"，指出了本病是感受时今风温之邪所致的外感热病，对其病因病机、传变、辨证、治疗原则等有详细系统论述。清·陈平伯所著的《外感温病篇》指出："风温为病，春月与冬季为多，或恶风或不恶风，必身热咳嗽、烦渴"，"风温内袭，肺胃受病"等，对风温病发病季节、病因病机、初起特点、演变过程及其证治等均做了详尽的阐述。肺热病一名首见于《素问·刺热》："肺热病者，先淅然厥，起毫毛，恶风寒，舌上黄，身热，热争则喘咳，痛走胸膺背，不得太息，头痛不堪。"汉·张仲景《伤寒论》的麻杏石甘汤，为后世治疗本病的常用方剂。唐·孙思邈《备急千金要方》："邪克于肺，则寒热上气喘汗出，甚则唾血，胸满气喘，痰盛稠黏，皆肺气热也。"对其病机及表现均有论述。刘完素认为："外感风邪，皮毛属肺，风寒随元府而入，腠理开张，内外相合，先传肺而入，遂成咳嗽，乃肺热也"，宋·陈无择《三因极一病证方论》对"肺虚感热"用紫菀、白芷、人参、甘草、黄芪、地骨皮、杏仁、桑白皮等扶正祛邪兼顾。清·叶天士指出："温邪上受，首先犯肺，逆传心包"，治疗"首用辛凉清肃上焦"，论述了本病的病因、传变规律、治疗原则。这些至今仍然指导着临床。

现代医家均有其不同观点及经验：

近年来运用中医药治疗本病取得了令人瞩目的成绩。

詹锐文报用小青龙汤加减治疗 89 例肺炎，结果治愈 72 例。疗程最长 22d，疗程最短 11d，平均 14d。明显好于西药治疗组。治疗用药：炙麻黄 5～10g，桂枝 10g，白芍 10g，细辛 5g，法半夏 10g，干姜 10g，五味子 10g，炙甘草 7g，鱼腥草 30g，黄芩 15g，杏仁 10g。寒痰黏稠加白芥子 10g、紫苏子 10g、旋覆花 10g；痰热郁肺加石膏 60g、川贝母 10g。

张万霞报道用桂枝汤加味治疗小儿恢复期肺炎 96 例，基本方：桂枝 6g，炒白芍 6g，甘草 3g，生姜 3 片，红枣 5 枚，紫苏子 9g，杏仁 9g，白术 9g，黄芪 18g。便溏者去杏仁，加茯苓 12g、山药 12g。每日 1 剂，分 3 次口服，6d 为 1 个疗程。治疗 1 个疗程，治愈 84 例、好转 8 例、无效 4 例。

第四章 支气管扩张

一、解剖生理及病理

支气管扩张症是常见的慢性支气管化脓性疾病，是由于支气管及其周围组织慢性炎症，破坏管壁，以致支气管管腔永久性扩张变形所致。多起于儿童及青年时期麻疹、百日咳后的支气管炎。主要临床表现为慢性咳嗽、咳脓痰和反复咯血。虽然现代医学随着对本病发病原因和机制的了解，能及时采取抗感染、消除诱发因素等预防措施，本病的发病率已大为减少，但是一旦本病形成则反复发作、迁延难愈。

二、西医诊断及治疗

（一）临床诊断

1. 典型症状

咳嗽、咳吐大量脓性痰，反复咯血，以及反复的肺部感染。晨起或夜间体位改变时，痰量增多，并发呼吸道急性感染时，痰量更多，痰有腥臭味。如痰吐入玻璃容器中观察，可发现分层的特征：上层为泡沫，下悬脓性黏液；中层为混浊黏液；

底层为坏死组织沉淀物。或仅有反复间断咯血，少有咳嗽和咯脓痰，称之为"干性支气管扩张"，这与病变部位支气管引流通畅，不易感染或感染较轻相关，常见于结核性支气管扩张。

2.病史

童年有麻疹后继发肺炎，或百日咳或支气管肺炎迁延不愈的病史。

3.体征

早期不明显，病变严重或继发感染时，可闻及湿性啰音或哮鸣音，常伴有杵状指（趾）。

4.胸部 HRCT 检查

具有高度敏感性和特异性，作为一种无创性的检查，在气管扩张的诊断中有很大的优越性，能取代支气管造影检查，是支气管扩张的最佳检出方法。典型的 CT 表现为"双轨征"、"印戒征"（扩张的环形气管旁伴行的圆形小动脉依附，是支气管扩张的特异性征象）、"珍珠项链样"、"葡萄珠样"。

5.支气管造影

可明确支气管扩张的部位、形态、范围和病变的严重程度，但属有创性，检查时病人痛苦大，已被 CT 逐渐取代，只是需外科手术时作为手术评估的依据。

6.纤维支气管镜检查

可做局部支气管造影，还可进行局部灌洗，取冲洗液做涂片及做细菌学、细胞学检查，有助于诊断与治疗。

（二）西医治疗

本病为支气管结构改变，支气管远端扩张、扭曲、变形，分泌物引流不畅,极易继发肺部感染。故控制感染和清除痰液,保持支气管引流通畅尤为重要。

1. 控制感染

临床可根据痰培养及药敏试验选用合适抗生素。目前主要是铜绿假单胞菌、肺炎链球菌、流感嗜血杆菌、金黄色葡萄球菌及其他革兰阴性杆菌,往往混合厌氧菌感染。鉴于目前支气管扩张患者痰培养中铜绿假单胞菌多见,故在经验用药时抗生素应选择具有抗假单胞菌活性的药物,如头孢哌酮、舒巴坦、哌拉西林、他唑巴坦、头孢他啶、氟诺酮类药物、氨基糖苷类药物及碳青酶烯类抗生素。

2. 保持气管通畅,积极排除痰液

(1)体位引流

由于扩张的支气管丧失弹性,且支气管黏膜纤毛上皮破坏,使纤毛活动受损,痰液不易排出,体位引流能促使痰液排出。体位引流是根据病变的部位采取不同的体位,原则上应使患肺位置抬高,引流支气管开口朝下,以利于痰液流入大支气管和气管而排出,每日引流2~3次,每次15~30min。引流前用生理盐水雾化吸入,使痰液变稀薄,更有利于体位引流。

(2)纤维支气管镜吸引痰液

如体位引流痰液仍不能排出,可经纤维支气管镜吸痰,必要时可局部滴入抗生素,如氨基糖苷类及林可霉素。

(3)祛痰剂使用

祛痰剂可使痰液变稀,黏稠度降低,易于咳出,或者加速黏膜纤毛运动，加速痰液的排出。临床上运用的主要有氨溴索（可口服或者静脉给药）、稀化黏素、复方甘草合剂等。

（4）支气管扩张剂使用

部分病例由于气道敏感性增高或支气管的刺激，或出现支气管痉挛，影响痰液的排出，可使用支气管扩张剂，如口服茶碱缓释片。

3. 控制咯血

（1）一般治疗

咯血时，患者应安静休息，消除紧张情绪，必要时可用小量镇静剂、止咳剂。中等或大量咯血时应严格卧床休息，取侧卧位。年老体弱、肺功能不全者，慎用镇咳剂，以免抑制咳嗽反射和呼吸中枢，使血块不能咳出而发生窒息。

（2）止血剂

通过改善凝血机制，毛细血管及血小板功能而起作用，实际上临床常见的咯血并非或不完全是上述病因，故其疗效不确切。如 6- 氨基己酸、止血敏、安络血、立止血、维生素 K 等。

（3）垂体后叶素

具有强烈的血管收缩作用。大咯血时可以 10U 溶于 20 ～ 40ml 葡萄糖溶液中直接静脉缓推脉注，然后用 10 ～ 20U 溶于 250 ～ 500ml 液体或微泵维持。对冠心病、高血压、妊娠、慢性腹泻患者慎用。

（4）血管扩张药

这类药物可以扩张血管降低肺动脉压及肺楔压，减少血流量。如立其丁、硝酸甘油，可以与垂体后叶素合用，减少垂体后叶素的副作用，且增加疗效。

（5）支气管动脉栓塞术

对于中等量以上顽固性咯血，药物治疗不佳者，可以行经选择性支气管动脉造影，明确病变的支气管动脉，采用明胶海绵将病变动脉全部栓塞。

4. 手术治疗

反复呼吸道急性感染或大咯血患者，其病变范围比较局限，在一叶或一侧肺组织，尤其局限病变反复发生威胁生命的大咯血，经药物治疗不易控制，全身情况良好，可根据病变范围做肺段或肺叶切除。

（三）中西医优化选择治疗方案

（1）支气管扩张的急性加重期，痰量增多，色黄绿，甚则有发热、气急、发绀等重症，此时继发细菌感染，治疗上西医有较大的优势，应选用合适的抗生素、支气管扩张剂使用纤维支气管镜吸痰、吸氧等。中医辅助治疗，辨证主要是痰热蕴肺、痰热伤阴。特别是对痰热伤阴者尤其需要中西医结合治疗，能显著提高疗效。

（2）出血量较大，单纯中医治疗疗效欠佳，应以西医治疗为主，采用垂体后叶素、支气管动脉栓塞及手术治疗。可中医辅助治疗以加强疗效，缩短止血时间。

（3）出血量较小，特别是痰中带血，反复少量咯血，经久不愈者，中医治疗有其优势，辨证主要为肝火犯肺、阴虚火旺，往往夹有瘀血。一般止血剂如6-氨基己酸、止血敏、安络血、立止血、维生素 K 等，并不针对支气管扩张出血的病理改变，故疗效不确定，而垂体后叶素虽对大出血疗效好，但对此疗效亦不确定，且副作用大。

（4）支气管扩张的稳定期，随着症状的缓解，如何巩固疗效，防止再度复发，是关键所在。虽然吸入皮质激素、小剂量大环内酯类药物长期治疗及输注丙种球蛋白对支气管扩张反复感染发作有效，但其副作用及昂贵价格，限制其使用。这时可充分发挥中医辨证施治，从整体调节机体的免疫功能的优势。

三、裴正学教授思维方法

《金匮要略·肺痿肺痈咳嗽上气病脉证治》认为本病病因是"风中于卫，呼气不入，热过于营，吸而不出，风伤皮毛，热伤血脉……热之所过，血为之凝滞，蓄结痈脓"。临床表现"咳而胸满，振寒，脉数，咽干不渴，时出浊唾腥臭，久久吐脓如米粥"。《丹溪心法·咳血》首先明确了咳血的病名，并列专篇论述，认为"咳血者，嗽出痰内有血者是"。《证治要诀·嗽血》说："热壅于肺能嗽血；火嗽损肺亦能嗽血。壅于肺者易治，不过凉之而已；损于肺者难治，已久成劳也。"指明热壅于肺及火嗽伤肺两类咳血预后的不同。《血证论·咳血》认为咳血与咳嗽有密切关系，指出"人必先知咳嗽之原，而后知咳血之病。盖咳嗽固不皆失血，而失血则未有不咳嗽者"。

裴正学教授根据古近代医家临床及现代医家的论述，认为支气管扩张症之所发生，主要与火、痰、瘀有关者，相互参杂，贯穿于整个病程中。火为本病的最主要致病因素，火有实火，也有虚火。实火，有因感受外感燥热之邪失于清解，燥热伤络，有因郁怒伤肝，木火郁金，或过食辛辣炙煿、醇酒厚味以致痰热内生者，痰热郁而化火，痰火相合，肺络损伤；虚火则因肺阴不足，水亏火旺。肺为娇脏，喜润恶燥，火邪灼肺，损伤肺络，迫血外溢；若久病不愈，损伤脾土，肺脾俱虚，以致气虚不摄，血溢肺络，则见咯血。痰邪为患，痰火相结，阻塞气机，故见咳唾脓臭痰。瘀血是本病的病理产物又是致病因素。一旦出血，离经之血往往又可导致再次出血。急性期多以火热之邪灼伤肺络，表现咯血为主同时伴有发热、胸痛、咳嗽、咳黄痰等表现，裴正学教授依据"实则泄之，虚则补之"的原则，发时邪盛则攻邪，燥热伤络，辛凉宣泄，清肺平喘，肝火上炎犯肺，清肝利肺。正虚邪实者，强调临证应细辨火之有无，气虚还是气实。而迁延期则主要表现为正虚邪恋之证，重在补脾，滋养肺阴。强调清热不可太过，以防寒凉遏邪；止血当配合凉血行血，但不可纯用炭药，以防留瘀。本病在用药中忌用辛温动火药物，慎用提升药物。

四、中医辨证分型及方药

1. 燥热伤络

证见：突然咯血，咳嗽，胸部闷痛，身热口渴，鼻燥咽干，舌质红，苔白或黄，脉浮数或滑数。

治则：清热解表，宣肺止咳，润肺止血。

方药：麻杏石甘汤、杏苏汤合乌鱼合剂加减。

麻黄 10g，杏仁 10g，生石膏 30g，苏子 10g，半夏 6g，陈皮 10g，桔梗 20g，乌梅 10g，鱼腥草 15g，三七 3g（分冲），代赭石 15g，贝母 10g，知母 10g，党参 15g，麦冬 10g，五味子 10g。

加减：本型主要见于支气管扩张急性感染期。口渴者，加麦冬、芦根、天花粉；痰中血多者，加牡丹皮、藕节炭；大便干加大黄。

2. 肝火犯肺

证见：咳吐鲜血，或痰血相间，痰质浓稠，咯吐不爽，胸胁胀痛，烦躁易怒，口苦，舌质红，苔薄黄或少苔，脉弦数。

治则：清肝宁肺，化痰止血。

方剂：乌鱼合剂合黛蛤散、泻白散加减。

青黛 10g，海蛤壳 10g，黄芩 10g，焦山栀 10g，丹皮 6g，桑白皮 10g，地骨皮 10g，乌梅 10g，鱼腥草 15g，三七 3g（分冲），代赭石 15g，贝母 10g，知母 10g。

加减：本型主要见于干性支气管扩张，常有心情不畅、情志郁怒等诱因。舌红、口干咽燥明显者，宜加生地、百合、沙参、麦冬等清肺润肺养阴之品；胸闷胸胀剧者可加瓜蒌皮、夏枯草、广郁金；大便干结者，加生大黄；心烦少寐者加夜交藤、合欢皮。

3. 肺虚伤络

证见：咳嗽痰少或干咳无痰，痰中带血或咳吐鲜血，口干咽燥，潮热盗汗，五心烦热，颧红，舌质少津，少苔或无苔，脉细数无力。

治则：滋养肺阴，润燥降火。

方药：养阴清肺汤加减。

熟地黄 12g，生地黄 12g，天冬 10g，麦冬 10g，沙参 10g，当归 10g，白芍 15g，牡丹皮 6g，阿胶珠 10g（烊化），女贞子 15g，旱莲草 15g，白及粉 6g（分冲）。

加减：本型以支气管扩张急性感染，经抗生素治疗缓解后多见。燥热伤肺，加之抗生素的使用，均易伤及阴液，而此时肺热尚未完全清除，残存的肺热更加灼伤津液，而致肺阴津损伤者，虚火盛者，加知母、地骨皮；咳嗽痰多者，加川贝、紫菀、款冬花；汗多者，加山萸肉、五味子；口干者，加天花粉、石斛；便秘者，加玄参；咯血或不止者，宜以止血为主，用乌鱼合剂（乌梅 10g，鱼腥草 20g，三七 3g，代赭石 15g，党参 15g，麦冬 10g，五味子 3g）活血化瘀、养血止血。

4. 肺脾气阴虚

证见：面白气短，乏力，心悸眩晕，神疲懒言，咳嗽，痰中带血，纳少便溏，舌胖淡苔白，脉虚细或浮而无力。

治则：益气养阴摄血，健脾化痰止血。

方药：梅鱼合剂、四君子汤加减。

乌梅 10g，鱼腥草 15g，三七 3g（分冲），代赭石 15g，党参 15g，麦冬 10g，五味子 10g，白术 10g，茯苓 10g，陈皮 10g，白及粉 6g（分冲），仙鹤草 10g。

加减：本型多为支气管扩张稳定期。但由于痰、热、瘀始终贯穿于支气管扩张发病的整个过程，故处方中在益气养阴的同时，不应忘记清肺化痰和活血化瘀。痰多者，加半夏、枳壳；腰膝酸软、足心发热兼有肾虚者，加女贞子、旱莲草；口干者，加沙参；胸痛者，加橘络、郁金；咳嗽者，加川贝、枇杷叶。

五、裴正学教授用方分析

裴正学教授在治疗支气管扩张过程中强调依据"实则泄之，虚则补之"的原则，发时邪盛则攻邪，燥热伤络，症见咯血，咳嗽，胸部闷痛，身热口渴，鼻燥咽干，舌质红，苔白或黄，脉浮数或滑数。常用麻杏石甘汤、杏苏汤加减。外感风热，或风寒郁而化热，热壅于肺，麻杏石甘汤辛凉宣泄，清肺平喘；杏苏汤苦温甘辛，发表宣化，表里同治之方，外可轻宣发表而解凉燥，内可理肺化痰而止咳嗽，表解痰消，肺气调和，两方结合，燥热得解，诸症自除。肝火上炎犯肺，灼伤肺络者，症见咳吐鲜血，或痰血相间，痰质浓稠，咯吐不爽，胸胁胀痛，烦躁易怒，口苦，舌质红，苔薄黄或少苔，脉弦数。常用乌鱼合剂合黛蛤散、泻白散。黛蛤散（青黛、蛤壳）清肝利肺，降逆除烦；泻白散（地骨皮、桑白皮、甘草）清泻肺热，平喘止咳，两方结合，肝火得解疾病自愈。疾病日久，肺阴虚，气阴不足则以滋阴清热为主，虚则补之，常用养阴清肺汤养阴清肺，解毒利咽，方中生地、玄参养阴润燥清肺解毒为主药；辅以麦冬、白芍助生地、玄参养阴清肺润燥，丹皮助生地、玄参凉血解毒而消痈肿；佐以贝母润肺止咳，清化热痰，薄荷宣肺利咽；使以甘草泻火解毒。疾病日久肺脾两虚，自当补肺健脾，四君子汤建中土，生脉散补气阴。

其中：①梅鱼合剂：乌梅 10g，鱼腥草 15g，三七 3g（分冲），代赭石 15g，党参 15g，麦冬 10g，五味子 10g。该方是裴正学教授对咯血患者专设方，全方集益气摄血、泻火止血、活血化瘀、养血止血于一炉，泻火不伤阴、止血不留瘀在邪盛时，无论燥热伤络、肝火犯肺等都可加入，加强止血之功。②咳血方：白茅根 30g，百合 30g，白及 30g，肉苁蓉 6g，苏子 6g，白芍 9g，天冬 15g，麦冬 15g，生地 12g，甘草 6g，陈皮 6g，北沙参 15g，荆芥穗 9g，侧柏炭 9g，艾叶炭 9g，姜炭 6g，五味子 3g，冬花 9g。其中，白茅根、百合、白及各 30g，随症佐加知母 10g、贝母 10g、阿胶 10g、桔梗 20g。本方寒热并用，攻补兼施。也是裴正学教授对咯血患者专设方。

六、裴正学教授临床病案举例

例 1：刘某，女，75 岁，2015 年 11 月 23 日初诊。患者既往有长期慢性支气管病史，一周前患者因外感风寒出现咳嗽，痰多，色黄，发热，体温 37.9℃，胸痛，自服感冒药后热退，但出现胸痛加重，同时出现咯血，色鲜红，量多。去三甲医院做胸部 CT 示：右肺支气管扩张，双肺感染。曾给予垂体后叶素等治疗，效不佳。舌质红，苔黄，脉浮数或滑数。

西医诊断：支气管扩张，双肺感染。

中医辨证：燥热伤络。

治则：清热解表，宣肺止咳，化瘀止血。

方药：麻杏石甘汤、苏杏汤合梅鱼合剂加减。

麻黄 10g，杏仁 10g，生石膏 30g，苏子 10g，半夏 6g，

陈皮 6g，桔梗 20g，乌梅 10g，鱼腥草 20g，三七 3g（分冲），代赭石 15g，党参 15g，麦冬 10g，五味子 3g。水煎服，一日 1 剂。

二诊：11 月 30 日再诊，咯血止，胸痛减轻，胸闷气短好转。

按：本例患者体内素有痰浊，外感风寒，入里化热，痰热相合，损伤肺络见咯血，色鲜红，量多，采用麻杏石甘汤辛凉宣泄，清肺平喘；杏苏汤外轻宣发表而解凉燥，内可理肺化痰；梅鱼合剂化瘀止血；生脉散养阴生津，防止泻火药伤正。

例 2：马某，男，61 岁，2017 年 4 月 19 日就诊。患者既往有慢性支气管病史，平时活动后气短、疲乏，双下肢轻度浮肿，一周前患者出现咳嗽，咯脓血痰，胸闷气短乏力，胸痛，口唇发绀。去三甲医院做胸部 CT 示：右下肺支气管扩张，肺气肿。口服止血粉、云南白药，效不佳。舌红，少苔，脉沉细。

西医诊断：支气管扩张，双肺感染，阻塞性肺气肿。

中医辨证：气虚血瘀，痰热蕴肺。

治则：补气化痰，化瘀止血。

方药：旋覆代赭汤合梅鱼合剂加减。

旋覆花 10g（包煎），代赭石 15g，半夏 6g，陈皮 6g，百合 10g，三七 3g（分冲），龟甲胶 10g（烊化），阿胶 10g（烊化），鹿角胶 10g（烊化），党参 15g，麦冬 10g，五味子 3g。水煎服，一日 1 剂。

二诊：4 月 26 日再诊，咳嗽、咯脓血痰、胸闷气短乏力、胸痛好转，仍有口唇发绀。

三诊：5 月 9 日，诸症好转，口服扶正颗粒（裴正学教授自制中成药）。

按：患者素体虚弱，脾肺气虚，内生痰湿，感受外邪后，痰浊郁久化火，损伤肺络见咯脓血痰，痰瘀互结出现胸闷气短乏力、胸痛、口唇发绀，裴正学教授治疗给予龟甲胶、阿胶、鹿角胶滋阴清热止血，配合梅鱼合剂化瘀止血、生脉散养阴生津、二陈汤健脾化痰、旋覆代赭汤降逆止呕。全方合用标本兼治，症状改善。

七、古今医家学说荟萃

本病在祖国医学中无相应的病名，按其出现症状的不同及病情发展的不同阶段，可归纳于"咳嗽""肺痈""咳血"等范畴。《金匮要略·肺痿肺痈咳嗽上气病脉证治》认为本病病因是"风中于卫，呼气不入，热过于营，吸而不出，风伤皮毛，热伤血脉……热之所过，血为之凝滞，蓄结痈脓"。临床表现"咳而胸满，振寒，脉数，咽干不渴，时出浊唾腥臭，久久吐脓如米粥"。《诸病源候论·肺痈候》说"肺痈者……寒乘虚伤肺，寒搏于血，蕴结成痈，热又加之，积热不散，血败为脓"。《备急千金方》创用苇茎汤以清热解毒排脓；《医门法律》倡仪"以清肺热，救肺气"为要点；《外科正宗》根据病机演变及证候表现，提出初起在表者亦散风清肺，已有里热者，宜降火抑阳，成脓者宜平肺排脓，脓溃正虚者宜补肺健脾等治疗原则。关于咳血，《素问·至真要大论》说："少阴司天，热淫所胜，怫热至，火行其政，民病……唾血血泄。"《金匮要略》把咳血包括在吐血之内，指出："烦咳者，必吐血。"《诸病源候论·咳嗽脓血候》说："肺感于寒，微者则成咳嗽，嗽伤于阳脉则有血。"《圣济总录·吐血门》指出了嗽血、咯血的病证名称，并记载了一些治疗方药。《丹溪心法·咳血》首先明确了咳血的病名，并列专篇论述，认为"咳血者，嗽出痰内有血者是"。《证治要诀·嗽血》说："热壅于肺能嗽血；火嗽损肺亦能嗽血。壅于肺者易治，不过凉血而已；损于肺者难治，已久成劳也。"指明热壅于肺及火嗽伤肺两类咳血预后的不同。《血证论·咳血》认为咳血与咳嗽有密切关系，指出"人必先知咳嗽之原，而后知咳血之病。盖咳嗽固不皆失血，而失血则未有不咳嗽者"。

现代医家均有其不同观点及经验：

曹世宏从瘀论治支气管扩张。他认为："瘀血不去，新血妄生。"瘀血既是致病因素，又是病理产物，与痰热等致病因素相互搏结，相互影响，痰热夹瘀，互羁肺管气道，每可使病情反复。而反复咯血患者，病灶易遗宿瘀。因此，以瘀论治已成为治疗支气管扩张的重要手段和方法。鉴于支气管扩张的自身病理特点，特别是伴有咯血时，在活血化瘀药物的选择上应选用既可活血化瘀，又有清热或其他相关功效的药物如大黄、桃仁、牡丹皮、茜草、当归、丹参、三七、白及、花蕊石、赤芍、郁金等，并据临床辨证分型灵活加减运用。痰热瘀阻者，治宜清热解毒、祛痰化瘀，方选苇茎汤、桔梗汤等化裁，酌加活血化瘀之品如当归、丹参等。若伴咯血者则选用制大黄、地榆、茜草等凉血化瘀止血。火伤肺络者，治宜泻火凉血，化瘀止血，拟方犀角地黄汤、泻清丸、黛蛤散、清金汤等加减。肺热阴虚者，治宜养阴润肺，化瘀和络，方选百合固金汤、沙参麦冬汤化裁。肺胃实热者，治宜清泻肺胃，凉血化瘀止血，方选泻白散、清胃散、银翘栀黄汤、白虎汤等加减化裁。气不摄血者，治宜益气养血，化瘀止血，方选归脾汤、八珍汤加减。

　　洪广祥治支气管扩张以"痰、瘀、热"为重心。他指出：支气管扩张的主要病理是痰瘀阻肺，郁而化热，"痰、瘀、热"是本病的病机重心。由于瘀血的形成，脉络阻塞，使气血运行障碍，致肺失宣降，往往加重咳嗽、胸闷等症。瘀血既是一种病理产物，又是一种致病因素，瘀血不祛则血不归经，从而加重咯血。在这里痰热为本，瘀血为标，本着标本同治的原则，因不祛除肺经痰热则无以祛除瘀血的病因，不治疗瘀血则无以控制瘀血引起的病理变化，故宜标本兼顾。在清肺化痰的基础上加入三七、大蓟、小蓟、蒲黄等活血祛瘀止血之品，既能祛除离经之血，又能改善毛细血管供血，使血循经隧而不致溢于脉络之外，从而达到控制咯血的目的。

　　李仲守主张清热降气止血法用于气火上逆之支气管扩张咯血。气火上逆血，是指心、肺、肝、胃的火热炽盛，以致气随火升，血随气逆，因而引起出血。治宜清热止血。治疗气火上逆血证，除了用清热止血药物外，可适当加些降气药，如杏仁、前胡、苏子、牛膝、沉香、降香、厚朴之类，以减轻气逆之势。如气热引起血热，发生斑疹，可加些凉血消斑药。至于补气升提药物一般忌用。

第五章　阻塞性肺气肿

一、解剖生理及病理

　　阻塞性肺气肿简称肺气肿，是由慢性支气管炎或支气管哮喘、肺结核、吸烟、感染、大气污染等有害因素的刺激等原因逐渐引起的细支气管狭窄，终末细支气管远端（包括呼吸性细支气管、肺泡管、肺泡囊和肺泡）气腔过度充气，并伴气腔壁膨胀、破裂而产生。肺气肿实际上是一种病理诊断。肺气肿的这种改变使肺的弹性回缩力减低，呼气时由于胸膜腔压力增加而使气道过度萎陷，造成不可逆的气道阻塞。由于大多数肺气肿患者同时伴有慢性咳嗽、咳痰病史，很难严格将肺气肿与慢性阻塞性支气管炎的界线截然分开。因此，临床上统称他们为慢性阻塞性肺疾病（简称慢阻肺，COPD）。由于大气污染，吸烟人数的增加，COPD 近十多年来有逐渐增加的趋势。近年在我国北部和中部地区成年人调查，COPD 的成人患病率为 3.17%，45 岁以后随年龄增加而增加。

二、西医诊断及治疗

（一）临床诊断

根据慢性支管炎的病史及肺气肿的临床特征、胸部 X 线表现及肺功能的检查一般可以明确诊断。按其临床及病理生理特征可分为下列类型。

1. 呼吸困难

为主要症状，早期仅在劳动、上楼、爬坡时有气急。逐渐发展，在平地活动或静息时也感气短。

2. 易有反复呼吸道感染

慢支并发肺气肿时常有多年的咳嗽、咳痰，冬春季加重，天暖时缓解。

3. 肺气肿体征

早期仅有呼气延长，肺气肿加重时，胸廓前后径增大，呈桶状，可有脊柱后凸，肩和锁骨上抬。呼吸运动减弱，语音震颤减弱，叩诊呈过清音，心浊音界缩小或消失。肺下界和肝浊音界下降。听诊呼吸音减弱，呼气相延长，两肺底可有哮鸣音及湿啰音；心音遥远，心率增快，肺动脉第二音亢进。如剑突下出现心脏搏动及心音较心尖部位明显增强时，提示并发早期肺心病。

4. 胸部 X 线检查

胸廓前后径增宽，肋间隙增大，肋骨平举，胸骨前突，胸骨后间隙增宽 >3 ~ 4cm，膈降低至第 11 肋平面，膈顶平直，最大升降幅度 <1.5cm，而肋膈角增宽。肺野透光度增加，有

时为局限性，表现为局限性肺气肿或肺大泡。肺血管纹理外带纤细、稀疏和变直。而内带的血管纹理可增粗和紊乱。心脏呈垂直位，心影狭长。

5.肺功能测定

慢支合并肺气肿时，表现有通气功能障碍：第一秒用力呼气量占用力肺活量比值＜60%，最大通气量低于预计值的80%，最大呼气中期流速降低，小于2L/min。尚有残气容积增加，功能残气量增大，残气量占肺总量百分比大于35%，潮气量可增大，气体分布不均（用氧洗出法，肺泡气大于2.5%，甚至到15%）。肺弥散功能降低，表现为肺弥散功能测定（DL）减低，$PaCO_2$ 增加。

6.血气分析

肺气肿患者休息时 PaO_2 可近似正常，$PaCO_2$ 正常或减低，运动后 PaO_2 降低，严重肺气肿或继发感染时，可发生高碳酸血症。

（二）西医治疗

1.原发病治疗

COPD应戒烟，避免接触尘埃或其他气道刺激物。

2.药物治疗

（1）可给予支气管扩张剂如氨茶碱或长效茶碱制剂，博尼康宁、沙丁胺醇吸入和胆碱能受体阻断剂等降低呼吸道阻力。

（2）应用支气管扩张剂、祛痰剂促进排痰。如有过敏因素存在，可选用抗过敏药物：酮替酚、克敏能或赛特赞。

（3）呼吸道感染急性发作加重时应根据病原菌或经验应用有效抗生素。使用祛痰药或超声雾化、蒸汽吸入，以稀释痰液，促进排痰。

3. 氧疗

（1）运动时低流量吸氧，可防止动脉血氧（PaO_2）急剧下降，减轻心脏负担，增进食欲，改善体质，提高运动耐力。

（2）长期低流量吸氧：对慢性低氧血症，继发红细胞增多和肺动脉高压或缓解期氧分压在55mmHg以下或顽固性右心衰者，每天吸氧12～15h可延长寿命。

4. 体育锻炼和呼吸操、运动锻炼

可用气功、太极拳、定量行走或登梯练习，以改善呼吸循环功能。呼吸操包括逆腹式呼吸、缩唇呼吸、深缓呼吸，可以增加肺泡通气量。

5. 心理方法

解除患者常伴有的精神焦虑和忧郁。

三、裴正学教授思维方法

早在《黄帝内经》中即有肺胀的记载，如《灵枢·经脉》有"肺手太阴脉之脉，……是动则病肺胀满，膨膨而喘咳"。《灵枢·胀论》"肺胀者，虚满而喘咳"。汉代张仲景《金匮要略》详细论述了肺胀的症状和治疗方药。《金匮要略·肺痿肺痈咳嗽上气病脉证并治》指出："咳而上气，此为肺胀，其人喘，目如脱状，脉浮大者，越婢加半夏汤主之。……肺胀，咳而上气，烦躁而喘，脉浮者，心下有水，小青龙加石膏汤主之。"《丹溪心法·咳嗽》"肺胀而咳，或左或右不得眠，此痰挟瘀血碍气所致"。《张氏医通·肺痿》"盖肺胀实证居多"。《证治汇补·咳嗽》篇认为肺胀："又有气散而胀者，宜补肺，气逆而胀者，宜降气，当参虚实而施治。"

裴正学教授总结前人经验，指出肺胀病变首先在肺，继则影响脾、肾，后期病及于心。因肺主气，开窍于鼻，外合皮毛，故外邪从口鼻、皮毛入侵，每多首先犯肺，导致肺气宣降不利，上逆而为咳，升降失常则为喘。久则肺虚而致主气功能失常，若肺病及脾，脾失健运，则可导致肺脾两虚；肺虚及肾，肺不主气，肾不纳气，可致气喘日益加重，吸入困难，呼吸短促难续，动则更甚。肺与心脉相通，肺主治节，辅佐心脏运行血脉，治节失职，久则病及于心。心阳根于命门真火，肾阳不振，导致心肾阳衰出现喘脱等危候。

裴正学教授指出，肺胀是多种慢性肺系疾患反复发作迁延不愈，临床表现为胸部膨满、胀闷如塞、喘咳上气、痰多、烦燥、心悸等。日久则见面色晦暗、唇甲紫绀、脘腹胀满、肢体浮肿，甚或喘脱等危重证候。其病程缠绵。本病为虚实夹杂，本虚标实，本虚多因久病肺虚、痰浊滞留，痰与饮、水、湿同出一源，每可相互转化。如阳虚阴盛，气不化津，痰从阴化为饮为水，迫肺则咳逆上气，水饮凌心则心悸、气短。痰湿困于中焦，则纳减呕恶、脘腹胀满、便溏。饮溢肌肤则为水肿尿少。痰从寒化则成饮，痰从热化则成痰热。痰浊、痰热久留，肺气郁滞，心脉失畅则血郁为瘀，瘀阻心脉；日久波及至肾，肾阳不振，心肾阳衰。一般早期以痰浊为主，渐而痰瘀并见，终至痰浊、血瘀、水饮错杂为患。平时偏于本虚。早期多属气虚、气阴两虚，由肺及脾、肾；晚期气损及阳，阴阳两虚。因肺气不足，卫外不固，易感外邪，外邪与痰浊相合痰浊壅肺，痰瘀化热，痰热郁肺，虚实夹杂，每致愈发愈频，甚则持续不已。

四、中医辨证分型及方药

1. 痰浊壅肺

证见：胸满闷痛，胸膈胀满，咳多，色白或呈泡沫，短气喘息，稍劳即著，倦怠乏力，食欲不振，舌淡胖苔白腻，脉滑。

治则：宣肺化痰，止咳平喘。

方药：苏子降气汤、三子养亲汤、二陈汤加减。

苏子 10g，陈皮 6g，半夏 6g，当归 10g，白前 10g，桂枝 10g，细辛 3g，白芥子 10g，莱菔子 10g，紫菀 10g，百部 10g，厚朴 10g。

2. 痰热郁肺

证见：咳逆喘息气粗，烦躁，胸满，痰黄或白，黏稠难咳，或身热恶风寒，便干，尿赤，舌红，苔黄或黄腻，脉数或滑数。

治则：清肺化痰，降逆平喘。

方药：桑白皮汤合越婢加半夏汤加减。

桑白皮 10g，黄芩 10g，半夏 6g，瓜蒌 10g，芦根 10g，麻黄 10g，杏仁 10g，生石膏 30g，射干 10g，葶苈子 10g，大枣 4 枚，甘草 6g。

3. 肺肾气虚

证见：喘促气短，呼多吸少，气不得续，动则喘促更甚，痰白如沫，咳吐不利，下肢浮肿，舌质淡或暗紫，苔薄白，脉沉细弱无力。

治则：补肺纳肾，降气平喘。

方药：平喘固本汤、补肺汤加减。

党参 10g，黄芪 30g，炙甘草 6g，熟地黄 12g，五味子 3g，沉香 6g，紫菀 10g，款冬花 10g，苏子 10g，法半夏 10g，橘红 6g，肉桂 3g，干姜 6g，赤芍 10g，红花 6g，丹参 20g。

4. 阳虚水泛

证见：颜面浮肿，下肢浮肿，头晕耳鸣，面色青黑，汗出肢冷，心悸，喘咳，脘痞，纳差，尿少，怕冷，面唇青紫，苔白滑，舌胖质暗，脉沉细。

治则：温肾健脾，化饮利水。

方药：真武汤合五苓散加减。

附子 6g（先煎 1h），桂枝 12g，茯苓 12g，白术 10g，猪苓 12g，泽泻 10g，生姜 6g，赤芍 10g，泽兰 10g，红花 6g，北五加皮 15g。

五、裴正学教授用方分析

裴正学教授治疗本病始终抓住病理性质多属本虚标实，虚实夹杂，平时重在补虚，重在补肺、脾、肾，健脾益肺，温肾纳气；感受外感邪后重在祛邪，始终抓住祛痰为重点，痰浊壅肺，化痰降气，痰热郁肺，清肺化痰，降逆平喘。

感受外邪,痰浊壅肺常用复方苏子降气汤,苏子降气汤(紫苏子、半夏、当归、甘草、前胡、厚朴、肉桂、生姜、大枣)合莱菔子、白芥子、党参、麦冬、五味子;或三子养亲汤(紫苏子、白芥子、莱菔子);或二陈汤(半夏、陈皮、茯苓、甘草)。痰热郁肺者常用桑白皮汤(桑白皮、半夏、苏子、杏仁、贝母、山栀、黄芩、黄连)、越婢加半夏汤(麻黄、石膏、生姜、甘草、大枣、半夏)、大小青龙合剂(麻黄、桂枝、杏仁、甘草、生石膏、桑白皮、地骨皮、葶苈子、大枣、干姜、细辛、五味子、半夏)。痰饮停留胸膈,形成胸闷、胸痛、脘腹胀满、大便不畅、痰多浮肿者采用分清心饮(苏叶、苏梗、羌活、半夏、陈皮、茯苓、大腹皮、青皮、桑皮、桂枝、白芍、生姜、大枣、木通)。伏暑湿温积留于膈上致支饮,临床上表现为心悸头晕、烦乱、夜寐不宁、痰多、嗽喘,采用香附旋覆花汤(香附、旋覆花、苏子、陈皮、半夏、茯苓、杏仁、生苡仁)。

平时以补肺、脾、肾,健脾益肺,温肾纳气,补肺常用平喘固本汤(党参、五味子、冬虫夏草、胡桃肉、灵磁石、沉香、苏子、款冬花、法半夏、橘红)、补肺汤(桑白皮、熟地黄、党参、紫菀、黄芪、五味子);补脾常用培土生金之平陈汤(苍术、厚朴、陈皮、半夏、甘草、茯苓),气急加麻黄,痰多加瓜蒌、胆南星、浙贝母,胸闷加枳壳、桔梗,失眠加茯苓、远志、夜交藤;补肾温阳常用真武汤(茯苓、芍药、生姜、附子、白术)合五苓散(猪苓、泽泻、白术、茯苓、桂枝)。

哮喘丸主治阻塞性肺气肿、慢性支气管炎、哮喘。制备:蛤蚧200g,淡豆豉200g,沉香95g,白矾5g。共研为末过箩,装入 0.25g 胶囊，每日 3 次，每次 1 粒。阻塞性肺气肿丸，其组成：生地 120g，山萸肉 60g，山药 100g，丹皮 100g，茯苓 120g，泽泻 100g，肉桂 30g，麦冬 100g，五味子 30g，紫菀 100g，冬花 100g，紫石英 300g，沉香 30g，人参 100g，苏子 100g，杏仁 100g，半夏 60g，陈皮 60g，生姜 10g，枳实 100g，桔梗 120g。共研为末，过箩，炼蜜为丸，每次 1 丸，每日 2 次。健脾益肺，温肾纳气，主治阻塞性肺气肿肺肾气虚喘促气短，呼多吸少，气不得续，动则喘促更甚。

六、裴正学教授临床病案举例

例 1：刘某，男，64 岁，2017 年 10 月 8 日就诊。患者有长期吸烟史 20 余年，近 10 年每遇冬季即反复有慢性咳嗽、咳痰。曾在三甲医院胸部 CT 提示阻塞性肺气肿，右肺部小结节，肺功能测定 $FEV_1/FVC<60\%$，PaO_2、$PaCO_2$ 正常，诊断为阻塞性肺气肿，右肺部小结节性质待定。一周前受凉后引起咳嗽、咳痰，胸闷喘息，痰多色白，质黏稠不易咯出，伴气短，纳呆，唇甲紫绀，舌边有瘀点，舌质暗、苔白腻，脉弦滑。

西医诊断：阻塞性肺气肿。

中医辨证：痰浊壅肺。

治则：化痰降气，宣肺平喘。

方药：苏子降气汤合止嗽散加减。

苏子 10g，陈皮 6g，半夏 6g，当归 10g，白前 10g，桂枝 10g，细辛 3g，白芥子 10g，莱菔子 10g，紫菀 10g，百部 10g，厚朴 10g。水煎服，一日 1 剂，7 剂。同时嘱患者配合吸氧治疗每日 10 ~ 15h（1 ~ 2L/min）及呼吸肌功能锻炼。

二诊：10 月 15 日再诊，咳嗽、喘息、咯痰明显好转，唇甲紫绀减轻，效不更方。

三诊：10 月 22 日来诊，患者无咳嗽，活动后仍有轻度气短，舌质淡、苔白腻，脉沉细，尺脉弱。改以金水六君煎补肾、健脾、益肺为主。配合扶正冲剂（裴正学教授自制中成药）提高机体免疫力及抗病能力。3 月后复查胸部 CT 右肺部小结节消失，肺功能测定基本正常。

按：患者有长期吸烟史，素有慢性咳嗽、咳痰，冬季即反复加重，因外感风寒而诱发的咳喘、胸闷、痰多色白、纳呆、舌淡暗、苔白、脉弦滑等症状，此为痰浊壅肺。痰浊久留，肺气郁滞，心脉失畅则血郁为瘀，故唇甲紫绀、舌边有瘀点。裴正学教授采用降气化痰为主，痰浊得化，肺气得宣，诸症好转。祛邪勿忘补虚，痰浊去后则以补肾、健脾、益肺为法，在用大量补肾健脾补肺药如熟地黄、白术、茯苓、党参、炙甘草、五味子、山药、山萸肉的基础上加陈皮、紫菀、款冬花、半夏、蛤壳等化痰平喘。此外，需配合吸氧治疗及呼吸肌功能锻炼，提高机体免疫力及肺功能。

例 2：张某，男，45 岁，2018 年 9 月 6 日就诊。患者曾有支气管哮喘、阻塞性肺气肿病史 10 余年，平素曾长期口服玉屏风颗粒。一周前，患者因洗澡后偶遇风寒，出现鼻塞、咳嗽、咳痰，痰不多，色白，易咳出，胸部胀满，气短乏力，头痛，项背不舒，舌红，苔薄白，脉浮数。

西医诊断：阻塞性肺气肿合并上呼吸道感染。

中医辨证：痰湿蕴肺。

治则：轻宣凉燥，止咳化痰。

方药：杏苏散、麻杏石甘汤加减。

麻黄 10g，杏仁 10g，生石膏 30g，苏叶 10g，半夏 6g，陈皮 6g，桔梗 20g，白前 10g，前胡 10g，白芷 10g，川芎 6g，细辛 3g，羌活 10g，独活 10g，防风 12g，甘草 6g。水煎服，一日 1 剂，7 剂。

二诊：9 月 13 日再诊，患者头痛减轻，胸闷气短好转。继以杏苏散、麻杏石甘汤不变。

三诊：9 月 20 日来诊，患者活动后仍有轻度气短，以扶正冲剂善后配合吸氧治疗、呼吸肌功能锻炼。

按：患者素有慢性支气管炎及肺气肿病史，肺气本虚，痰湿内停，凉燥伤表，侵袭肺卫，肺失宣肃，则咳嗽气喘，肺开窍于鼻，凉燥伤肺，肺气郁遏而头痛。裴正学教授采用轻宣凉燥、止咳化痰为法，药用麻黄、苏叶宣肺平喘，半夏、陈皮、桔梗、白前、前胡化痰止咳，白芷、川芎、细辛、羌独活、防风等解表散寒。扶正冲剂善后配合吸氧治疗，呼吸肌功能锻炼。

例 3：张某，男，49 岁，2005 年 4 月 24 日就诊。患者曾有阻塞性肺气肿病史 6 年余，吸烟史 20 余年，每日 2 包左右，平素有咳嗽、胸闷、气喘、乏力、痰多。一周前，患者偶遇风寒，出现低热，咳嗽，喘息气粗，胸部胀满，痰黄黏稠，咯吐不利，舌质红，苔黄腻，脉弦滑。

西医诊断：阻塞性肺气肿。

中医辨证：痰热蕴肺。

治则：清热化痰，降气平喘。

方药：桑白皮汤加越婢加半夏汤加减。

桑白皮 10g，芦根 10g，麻黄 10g，杏仁 10g，半夏 6g，瓜蒌 10g，生石膏 30g，黄芩 10g，射干 10g，葶苈子 10g，大枣 4 枚，甘草 6g。水煎服，一日 1 剂，7 剂。

二诊：4 月 21 日再诊，患者咳嗽、喘息、咯痰均较前好转，体温正常。舌质红，苔腻，脉弦滑。效不更方。

三诊：5 月 10 日来诊，诸症已平。嘱患者戒烟，配合吸氧治疗、呼吸肌功能锻炼。

按：患者素有慢性支气管炎及肺气肿病史，肺气本虚，痰湿内停，外邪不解，入里化热，热灼肺津而成痰，痰热蕴肺，肺气失于宣降，故咳嗽，痰黄黏稠，咯吐不利，痰阻气滞，气机升降不利，故胸部胀满。裴正学教授采用清热化痰、降气平喘之法，采用经方桑白皮汤加越婢加半夏汤调理。

七、古今医家学说荟萃

早在《黄帝内经》中即有肺胀的记载，如《灵枢·经脉》有"肺手太阴脉之脉，……是动则病肺胀满，膨膨而喘咳"。《灵枢·胀论》"肺胀者，虚满而喘咳"。汉代张仲景《金匮要略》详细论述了肺胀的症状和治疗方药。《金匮要略·肺痿肺痈咳嗽上气病脉证并治》指出："咳而上气，此为肺胀，其人喘，目如脱状，脉浮大者，越婢加半夏汤主之。肺胀，咳而上气，烦躁而喘，脉浮者，心下有水，小青龙加石膏汤主之。"

隋代《诸病源候论》谓:"肺虚感微寒而成咳。咳而气还聚于肺,肺则胀,是为咳逆也。邪气与正气相搏,正气不得宣通,但逆上喉咽之间,邪伏则气静,邪动则气奔上,烦闷欲绝,故谓之咳逆上气也。"虽先言肺虚重点在后之邪实闭肺而喘,未直接点出肺胀之名,但从病机到症状皆具肺胀之实。唐代《千金要方·肺实热》记载:"右手寸口气口以前脉阴实者,手太阴经也,病苦肺胀,汗出若露,上气喘逆,咽中塞,如欲呕状,名曰肺实热也。"指出肺实热可以引起肺胀,还有:"肺胀气抢胁下热痛","肺胀胁满呕吐上气","肺胀气急,咳嗽喘粗,上气"等症状的描述,皆是指肺实热证而言。

现代医家均有其不同观点及经验:

裘沛然认为慢性支气管炎久经迁延,发展至肺气肿、肺源性心脏病。此时病机具有以下特点:①病变由中实变虚,或以虚为主,虚实相夹,其中以阳虚水泛为主要特征。②病变由气分波及血分,出现唇甲发绀等瘀血症状。③病位由肺累及脾、肾、肝、心、三焦等。其基本病机是:肺心脾肾阳气虚乏,伴见饮停、血瘀,部分患者可出现风动之证。也有一部分患者因寒痰留滞,郁而化热,或风热引动痰饮,痰热相搏,伤及阴分,基于以上认识,裘氏常用真武汤法变通。药用熟附子、干姜、猪苓、茯苓、白术、白芍、葶苈子、细辛、麻黄、五味子、黄芪、桃仁、杏仁、大枣等。全方补气温阳,化饮利水,降逆平喘,对肺源性心脏病出现慢性心衰者有一定疗效。若气虚甚加人参;瘀阻明显加丹参、红花;寒痰留滞,郁而化热,加黄芩、生石膏、桑白皮;肾虚纳气不足,加补骨脂、沉香；心阳不振，加桂枝等。

麻瑞亭认为：本病病机主要因脾家湿旺，致使肝脾郁陷，胆胃上逆，心肺无路潜降，虚阳上浮，宗气不固，阴乘阳位。故治疗重在削阴潜阳、健脾渗湿，以复中土之运转，使清阳得升，浊阴潜降，湿去而气平，可渐而向愈。后期中气虚败，肝瘀血硬化，肝大平脐，腹水严重者，不易挽救。所以，中气虚败，致使清阳不升而神败，浊阴不降而精竭，阴阳不能顺接，濒于离决，故而难治。

程门雪对肺胀上实下虚虚喘重视舌脉，认为喘证在肺为实，实者邪实；在肾为虚，虚者元气虚。外感痰浊逗留肺经者因此属实，即所谓虚喘之本在于肺肾，虚中仍有实在。因此咳喘之证，单纯属于肺虚者较少，肺虚而见痰热逗留肺者甚多。尽管肺肾两亏气阴并伤，而见舌质光红，只要咳痰不爽、痰黏腻厚，补中仍当佐以肃化痰热之品。治法大都采取千金苇茎汤（一般不用桃仁）、雪羹、竹沥、人参、熟地黄、沙参、冬虫夏草、肉苁蓉、女贞子、旱莲草、紫石英等药用之，以清上实下，亦即叶氏所谓"在肺为实，在肾为虚"，虚实同病之治法。痰热阻塞肺络者，不一定表现在苔，而应当注意在脉，右寸滑大，则为依据。上面所说是指痰热之证。而舌光净的，如果舌剥而苔腻布，则是有湿痰，如用前法，就必须复用金水六君法了。熟地黄用泡汤或后下，取浊药清攻之意，王旭高医案中每每用之。大概内伤久病，苔脉相参，脉为重要。又按：所谓上实当右寸滑，还要按其两尺，两尺虚弱才是上实下虚，如果两尺不虚，右寸独大，那有可能是实证。

第六章　肺源性心脏病

一、解剖生理及病理

肺源性心脏病简称肺心病，是指由支气管－肺组织、胸廓或肺动脉系统病变所致肺血管阻力增加，产生肺动脉高压等多种因素的心脏病。根据起病缓急和病程长短，可分为急性和慢性肺心病两类。临床上以后者多见。在本节重点论述慢性肺源性心脏病。

慢性肺源性心脏病是由肺部、胸廓或肺动脉血管等慢性疾病引起的肺循环阻力增加，导致肺动脉高压和右心室肥大，伴或不伴右心衰竭的一类心脏病。原发性疾病以慢性支气管炎和阻塞性肺气肿为最多见。临床上除原有肺、胸疾病的各种症状和体征外，主要是逐步出现肺、心功能衰竭以及其他器官损害的征象。本病是呼吸系统的一种常见病。随年龄增高而增加。吸烟者比不吸烟者患病率明显增多，男女无明显差异。冬、春季节，气候骤然变化是肺心病急性发作的重要因素。本病占住院心脏病的 46%~38.5%。

二、西医诊断及治疗

（一）临床诊断

1977 年我国修订的《慢性肺心病诊断标准》，患者有慢支、肺气肿、其他肺胸疾病或肺血管病变，因而引起肺动脉高压、右心室肥大或右心功能不全表现，并有心电图、X 线表现，再参考心电向量图、超声心动图、肺阻抗血流图、肺功能或其他检查，可以做出诊断。

1.肺、心功能代偿期（包括缓解期）

除原有肺、胸廓疾病的症状和体征外，早期可无症状。主要表现慢性咳嗽、咳痰、气急，活动后可感心悸、呼吸困难、乏力和劳动耐力下降。体检有明显肺气肿体征，肺动脉压增高（肺动脉瓣第二心音亢进 $P_2 > A_2$）。右心室肥大、扩大（剑突下收缩期搏动，三尖瓣区心音较心尖部明显增强或出现收缩期杂音）。部分病例因肺气肿明显而表现心音遥远。

2.肺、心功能失代偿期（包括急性加重期）

主要表现呼吸衰竭，有或无心力衰竭。

（1）原有呼吸道症状如咳、痰、喘加重，老年患者，因机体反应性低，出现恶寒发热者，痰液呈黄色或黄脓样，有的患者由于衰竭，或因脱水，咳痰无力，致痰液浓缩不易咳出。

（2）呼吸衰竭：有低氧血症、发绀、呼吸困难、心率快和脑功能紊乱引起的反应迟钝、谵妄、抽搐、昏迷等。

（3）心力衰竭：主要为右心衰竭，体征：发绀，颈静脉怒张，肝肿大压痛，肝颈反流征阳性，下肢水肿及静脉压增高；

临床表现有食欲不振、腹胀、恶心、呕吐、上腹胀痛等症状。由于缺氧、酸中毒、感染和电解质紊乱，心律失常较常见。

3. X线征象和诊断标准

（1）原有肺、胸基础疾病及急性肺部感染的特征。

（2）肺动脉高压征：①右下肺动脉干扩张，横径≥15mm，或右下肺动脉横径与气管横径之比值≥1.07，或经动态观察较原右下肺动脉干增宽2mm以上；②肺动脉中段凸出或其高度≥3mm；③中心肺动脉扩张和外围分支纤细，两者形成鲜明对比。

（3）右心室增大征：右心房段向上向右膨凸，左前斜位心前缘上段向上膨隆伸长，心尖上翘或圆凸，右前斜位及斜位显示，心前缘向前隆凸。

4. 心电图诊断标准

主要条件：①额面平均电轴≥＋90°；②V_1导联$R/S≥1$；③重度顺钟转位（$V_5 R/S≤1$）；④aVR导联R/S或$R/Q≥1$；⑤$V_1 \sim V_3$呈QS、qr形（需除外心肌梗死）；⑥$RV_1 + SV_5 > 1.05mV$；⑦肺型P波；P电压≥0.22mV，或P电压≥0.2mV，呈尖峰型。次要条件：①肢导联低电压；②右束支不完全性或完全性传导阻滞。具有一条主要条件即可诊断，有两项次要条件为可疑肺心病的心电图表现。心电图的阳性率依次为明显顺钟向转位、肺型P波、电轴右偏、右心室肥厚、低电压等，aVR导联R/S或$R/Q≥1$仅见于晚期病例。

5. 超声心动图诊断标准

1987 年全国第五次肺心病专业会议中修订的肺心病超声心动图诊断标准为：主要条件：①右室流出道内径 ≥ 30mm；②右心室内径 ≥ 20mm；③右心室前壁厚度 ≥ 5mm，或有前壁搏动幅度增强；④左 / 右心室内径比值 < 2；⑤右肺动脉内径 ≥ 18mm，或肺动脉干 ≥ 20mm；⑥右心室流出道 / 左房内径比值 ≥ 1.4mm；⑦肺动脉瓣曲线出现肺动脉高压征象者（a 波低平或 < 2mm，有收缩中期关闭征等）。参考条件：①室间隔厚度 ≥ 12mm，振幅 < 5mm，或呈矛盾运动者；②右心房增大 ≥ 25mm（剑突下区）；③三尖瓣前叶曲线 DE、EF 速度增快，E 峰呈尖高型，或 AC 间期延长者；④二尖瓣前叶曲线低 CE < 18mm，CD 段上升缓慢延长，呈水平位或有 EF 下降速度减慢 <90mm/s。凡有肺胸疾病患者具有上述两项条件（其中一项必须是主要条件），即可诊断肺心病。

6. 血气分析

失代偿期可出现低氧血症或合并高碳酸血症，当 PaO_2 < 60mmHg、PaO_2 > 50mmHg，表示有呼吸衰竭，H^+ 浓度可正常或升高，碱中毒时可以降低。

7. 血液检查

①红细胞或血红蛋白增高。②全血黏度及血浆黏度增加，红细胞电泳时间常延长。③动脉血氧饱和度降低。④二氧化碳结合率增高。⑤合并感染时白细胞总数增高，中性粒细胞增加，部分病人血清学检查可有肾功能或肝功能改变；血清钾、钠、氯、钙、镁均可有变化。

（二）西医治疗

1. 急性发作期

（1）控制呼吸道感染是治疗肺心病最重要的原则。痰培养和药物敏感试验选择抗生素，在还没有培养结果前，根据感染环境和痰涂片革兰染色选用抗生素，院外感染以革兰阳性菌占多数，院内感染则以革兰阴性菌为主，或选用二者兼顾的抗生素，常用的有青霉素类、氨基糖苷类、喹诺酮类及头孢菌素类等。选用广谱抗菌药物时必须注意可能继发的真菌感染。

（2）保持呼吸道通畅，纠正缺氧和二氧化碳潴留。

①清除痰液：降低痰黏稠度，可用溴己新（必嗽平）、沐舒坦、α-糜蛋白酶等；祛痰剂如氯化铵或鲜竹沥等清热化痰的中药；失水者，多饮水或补液，以提高祛痰剂的药效，促进痰液排除，鼓励经常变换体位和用力呼吸，对软弱无力咳痰者，可捶背、拍胸、体位引流、超声雾化。

②缓解支气管痉挛：美喘清、茶碱缓释片等口服，喘乐宁、异丙阿托平、必可酮等喷雾剂吸入。

③吸氧：持续低流量吸氧。在 CO_2 潴留明显时，可面罩加压辅助呼吸。

（3）控制心力衰竭。肺心病患者一般经积极控制感染、改善呼吸功能后心力衰竭便能得到改善，但对治疗后无效的较重病人，可适当选用利尿剂、正性肌力药或血管扩张药。

①利尿剂：有减少血容量，减轻右心负荷，消除浮肿的作用。原则上宜选用作用轻、小剂量的利尿剂。如双氢克尿

塞或氨苯蝶啶，间隙使用，尿量多时应注意补钾，重度而急需利尿者，可用呋塞米 20mg 肌注或口服。利尿剂应用后易出现低钾、低氯性碱中毒，加重缺氧，使痰液黏稠难咯，血液浓缩，应注意预防。

②强心剂：肺心病患者由于慢性缺氧、感染，对洋地黄类药物耐受性很低，疗效较差，且易发生心律失常，洋地黄类药物的剂量宜小，一般用量为常规剂量的 1/2 或 2/3 量。同时选用作用快、排泄快的制剂，如毒毛花苷 K（0.125 ～ 0.25mg）、毛花苷丙 0.2 ～ 0.4mg 加入 10% 葡萄糖液内静脉缓慢推注。应用指征:感染已被控制，呼吸功能已改善，利尿剂不能取得良好疗效而反复浮肿的心衰者；以右心衰为主要表现而无明显急性感染的患者；出现急性左心衰者。用药前应注意纠正缺氧，防治低钾血症，以免发生药物毒性反应。低氧血症、感染等均可使心率增快，故不宜以心率作为衡量强心药的应用和疗效考核指征。

③血管扩张剂：在强心利尿后心衰收效欠理想者，可增用血管扩张剂，如酚妥拉明或多巴胺静脉滴注，或口服硝酸异山梨酯（消心痛）可增进疗效。但血管扩张剂对降低肺动脉压仍有不同看法，目前还没有对肺动脉具有选择性的药物应用于临床，有研究认为钙离子拮抗剂应用的疗效尚在研究中。

（4）控制心律失常。控制感染，纠正低氧血症。高碳酸血症及电解质紊乱后常能使心率失常消失，如果持续存在，可根据心率失常的类型选用药物。

（5）肺性脑病的治疗。

①呼吸兴奋剂：可刺激呼吸中枢，增加呼吸与通气，有利于 CO_2 排出，但对仅缺氧而无 $PaCO_2$ 升高者疗效不佳。尼可刹米是目前常用的呼吸中枢兴奋剂，可增加通气量，亦有一定的苏醒作用。嗜睡者，可选静脉缓慢推注 0.375 ~ 0.75g，随即以 3 ~ 3.75g 加入 500ml 液体中，按 25 ~ 30 滴 /min 静滴，根据患者反应及动脉血气调整剂量；用药期限以 3d 为宜，应用呼吸兴奋剂的同时需增加吸入氧浓度，给支气管扩张剂并清除痰液；鼓励患者咳嗽，排痰，保持呼吸道通畅，必要时，可配合鼻或口鼻面罩机械通气支持。

②脱水剂：由于血液浓缩，加重电解质与酸碱平衡的紊乱，故只适用于有颅内压增高者，常用的脱水剂有甘露醇、山梨醇、呋塞米等。

③镇静剂：呼吸衰竭时，一般禁用镇静剂，如果患者出现兴奋躁动、抽搐时，可考虑用氟哌啶醇，或 10% 的水合氯醛 10 ~ 15ml 灌肠较为安全。

④可适当应用糖皮质激素、琥珀氢化可的松 100 ~ 200mg 或甲泼尼龙 40mg，静滴 3 ~ 5d，减轻脑水肿。

2. 缓解期

（1）加强锻炼，均衡饮食，增强体质，提高免疫功能。

（2）戒烟，避免各种诱发因素的接触和吸收。

（3）长期氧疗，每日 10 ~ 15h（1 ~ 2L/min）纠正低氧血症。

（4）营养疗法，60%~80% 的肺心病人有营养不良，营养疗法有利于增强呼吸肌力及免疫功能的改善，提高机体抗病能力。

三、裴正学教授思维方法

裴正学教授根据古近代医家临床及现代医家的论述，从虚损、水停、血瘀、痰阻入手认识该病。

1. 虚损

由于长期的肺胸疾患，患者的肺脾肾三脏虚衰，肺虚则津液失布，脾虚则水谷不能运化成精微，肾虚则水液不能温化，而滋生痰浊饮邪，造成咳喘。肺卫失司，招致外邪；宣降失司，发生喘咳，咳喘反复，肺脾肾益衰，甚至可出现厥脱、虚风内动等急症。

2. 水停

包括面部和下肢浮肿，球结膜水肿，甚至胸、腹腔积液，此为水湿滞留之证。水气凌心，心阳受遏，不能温运血脉，而致血瘀，血不利而为水。外感六淫，肺气壅塞，可致水肿加重。

3. 血瘀

肺心病由于肺功能严重受损，可出现顽固的低氧血症而致发绀。紫绀是瘀血的表现。肺气虚而气不统血，心阳虚不能温运血脉，寒邪收引而血脉阻滞，热邪煎熬而血乃凝固，津血同源，痰阻血脉，均为瘀血的因素。

4. 痰阻

肺脾肾功能失调，津液失于敷布，酿而为痰，痰浊内留，则胸闷气急，痰蒙心窍，可致神昏，而出现神志不清的症状。

由此可见，该病的发生，多因久病肺虚，迁延失治，痰浊潴留，气还肺间，日久导致肺虚，肺虚卫外不同，外邪六淫易于反复乘袭，诱使本病发作，病情日益严重。病变首先在肺，继则影响脾、肾，后期病及于心，病理因素主要为痰浊水饮与血瘀互为影响，兼见同病。

四、中医辨证分型及方药

1. 气虚血瘀，外感寒痰

症见：咳喘，气憋，痰多色白，清稀或呈泡沫状，恶寒，胸闷胁胀，腰膝酸软，尿清长，舌绛或淡紫，苔白腻，脉浮紧或沉细。

治则：温化寒痰，利水消肿，益气活血。

方药：麻杏石甘汤、苏杏汤合五皮饮加减。

麻黄 10g，杏仁 10g，生石膏 10g，苏子 10g，半夏 10g，陈皮 10g，白前 3g，桔梗 10g，黄芩 12g，鱼腥草 15g，大腹皮 15g，葫芦皮 15g，车前子 10g，生姜皮 10g，瓜蒌 10g，薤白 10g，丹参 10g。

2. 气虚血瘀，外感热痰

症见：咳逆，喘促不得卧，口唇青紫，痰黄黏稠或带血，发热或烦热，心绪不宁，唇干舌燥，舌绛或紫绛苔黄腻，脉数或结代。

治则：清化热痰，养阴活血。

方药：养阴清肺汤、葶苈大枣泻肺汤、麻杏石甘汤加减。

熟地黄 12g，生地黄 12g，天冬 10g，麦冬 10g，沙参

10g，当归 10g，白芍 15g，葶苈子 10g，黄芩 10g，桑白皮 10g，麻黄 10g，杏仁 10g，生石膏 30g，甘草 6g，金银花 15g，连翘 15g，蒲公英 15g，败酱草 15g，三七 3g（分冲），水蛭 10g（分冲），鱼腥草 20g。

五、裴正学教授用方分析

裴正学教授认为，本病在脏腑虚损的基础上外感时邪而发病，病位在肺与心，涉及脾、肾、肝，五脏俱病，性质属本虚标实，急性发作期以标实为主，兼有正虚；缓解期以正虚为主，兼有邪实，治疗总则为扶正祛邪。

外邪侵袭，寒热痰湿之邪闭阻于肺，此时重在化痰散瘀，风寒郁而化热，热壅于肺，症见咳逆喘息气粗、烦躁、胸满、痰黄或白、黏稠难咳，常用麻杏石甘汤（麻黄、杏仁、生石膏、甘草）、越婢加半夏汤（麻黄、石膏、生姜、甘草、大枣、半夏）；痰从寒化为饮，症见咳喘、气憋、痰多色白、清稀或呈泡沫状、恶寒、胸闷胁胀，常用杏苏散（苏叶、半夏、茯苓、前胡、苦桔梗、枳壳、甘草、生姜、大枣、去核橘皮、杏仁）；痰饮停留胸膈，形成胸闷、胸痛、脘腹胀满、大便不畅、痰多浮肿者采用分清心饮（苏叶、苏梗、羌活、半夏、陈皮、茯苓、大腹皮、青皮、桑皮、桂枝、白芍、生姜、大枣、木通）；痰水壅肺，喘不得卧，呼吸困难，治以泻肺行水，常用葶苈大枣泻肺汤（葶苈子 15g，大枣 20 枚）；清热解毒重用金银花 15g、连翘 15g、蒲公英 15g、败酱草 15g，鱼腥草重用至 30g；脾运障碍，症见四肢面目悉肿、脘腹胀满、上气喘急、小便不利、舌白脉缓，利水消肿常用五皮饮（桑白皮、陈皮、生姜皮、大腹皮、茯苓皮）、古圣2号（裴正学教授自制中成药），必用活血化瘀药物如桃仁、三七，水蛭重用至10g

平时以补肺、脾、肾，健脾益肺，温肾纳气。肺气肿丸组成：生地120g，山萸60g，山药100g，丹皮100g，茯苓120g，泽泻100g，肉桂30g，麦冬100g，五味子30g，紫菀100g，冬花100g，紫石英300g，沉香30g，人参100g，苏子100g，杏仁100g，半夏60g，陈皮60g，生姜10g，枳实100g，桔梗120g。共研为末，过箩，炼蜜为丸，每次1丸，每日2次。健脾益肺，温肾纳气，主治阻塞性肺气肿，肺源性心脏病，肺肾气虚，喘促气短，呼多吸少，气不得续，动则喘促更甚。

六、裴正学教授临床病案举例

例1：刘某，男，72岁，2016年9月20日初诊。患者有20余年吸烟史，慢性支气管炎、肺气肿病史10年，半年来有轻度双下肢浮肿，劳累后出现胸闷气短，心悸，自服生脉饮颗粒、补肺丸等中成药，病情尚稳定。一周前患者感冒后出现，咳嗽气急，痰多色黄质黏稠，咯痰不利，口唇青紫，胸闷气短，心悸加重，轻度双下肢浮肿，发热，体温37.8℃。去三甲医院就诊，查胸部X片示：右下肺动脉干扩张，肺动脉中段凸出，右心室增大，双肺感染；心电图提示：重度顺钟转位，肺型P波，诊断为慢性肺源性心脏病。舌质红，苔薄黄腻，脉弦细涩。

西医诊断：慢性肺源性心脏病，肺部感染。

中医辨证：痰瘀阻肺。

治则：清热化痰，活血化瘀。

方药：麻杏甘石汤合杏苏散加减。

麻黄 10g，杏仁 10g，生石膏 30g，苏子 10g，半夏 6g，陈皮 6g，桔梗 20g，金银花 15g，连翘 15g，蒲公英 15g，败酱草 15g，三七 3g（分冲），水蛭 10g（分冲），黄芩 20g，鱼腥草 30g。水煎服，一日 1 剂，7 剂。

二诊：2016 年 9 月 20 日，患者咳嗽，咳痰减少，热退，胸闷气短有所好转，但仍口唇青紫，双下肢浮肿，加用古圣 2 号利水消肿。

三诊：2016 年 9 月 27 日，患者无心悸胸闷，口唇青紫，双下肢浮肿。停服汤药，改用肺气肿丸补肾纳气、扶正固本善后。

按：患者有慢性支气管炎、肺气肿病史 10 年，久咳、久喘，肺气郁滞，不能宣布津液，痰浊潴留，肺失治节，心血营运不畅，血脉瘀阻。外感风寒，风寒入里化热，痰瘀、痰热互结，治疗当标本兼治，邪盛当以祛邪，以麻杏石甘汤、杏苏汤治标之"痰""喘"，三七、水蛭化瘀，古圣 2 号利水消肿，方能显效。缓解期则以肺气肿丸补肾纳气、扶正固本善后。

例 2：王某，男，73 岁，2019 年 12 月 3 日就诊。患者素有慢性支气管炎、肺气肿、肺心病病史 20 余年。平时自感活动后轻度气短，双下肢轻度浮肿，口唇轻度发绀，在家平时长期口服生脉饮口服液、西洋参含片等，喘乐宁喷雾剂吸入及氧疗，病情一度稳定。一周前受凉后出现出现咳嗽，咳痰，色黄，量多。去三甲医院就诊，查血分析白细胞计数 $7.3 \times 10^9/$

L，其中中性 85%，曾给予头孢类抗生素及氨溴索等化痰治疗，效不佳。就诊时患者胸闷气短，心胸部胀闷，双下肢重度凹陷性浮肿，口唇发绀明显，舌质紫暗，苔黄腻，脉沉细数，双手尺脉弱。

西医诊断：慢性肺源性心脏病。

中医辨证：气虚血瘀，痰饮内停。

治则：化痰降气，利水消肿。

方药：麻杏石甘汤、杏苏汤合五皮饮加减。

麻黄 10g，杏仁 10g，生石膏 30g，苏子 10g，半夏 6g，陈皮 6g，白前 10g，桔梗 20g，黄芩 20g，鱼腥草 30g，大腹皮 15g，葫芦皮 15g，车前子 10g，生姜皮 10g。水煎服，一日 1 剂，7 剂。同时嘱咐患者口服古圣 2 号，继续采用头孢类抗生素及氨溴索、家庭吸氧治疗。

二诊：2019 年 12 月 10 日再诊，双下肢浮肿明显消退，咳嗽减轻，仍痰多，色黄，胸闷，口唇发绀，上方加葶苈子 10g、桃仁 10g。

三诊：2019 年 12 月 17 日再诊，患者胸闷、口唇发绀好转，双下肢无浮肿，停用头孢类抗生素及氨溴索，继续家庭吸氧治疗。口服肺气肿丸补肾纳气、扶正固本善后。

按：患者素有慢性支气管炎、肺气肿、肺心病病史，病久则肺虚，卫外不固邪易乘袭，邪犯于肺则肺气更伤。感邪之后，因正气虚衰，外感寒热表证可不显著，外邪必触动内伏之痰浊，内外合邪，痰瘀互结，风寒外邪极易入里化热，出现痰热郁肺，故裴正学教授以麻杏石甘汤合杏苏汤降气化痰平喘，辅以古圣 2 号利水消肿。痰浊得化，肺气得宣，心脉通畅则水肿消退，胸闷气短，心胸部胀闷改善。

例 3：李某，男，75 岁。慢性支气管炎病史 30 余年，每年发作 1～2 次，多在冬春季，咳嗽，咳白色泡沫痰，活动后如爬楼梯、快步走等自感心悸、气促，休息后可缓解，间断口服止咳祛痰药物。发作频率逐渐增加，明显气促、心悸和双下肢浮肿。2004 年 11 月 18 日就诊，因受凉后上述症状加重，咯白色黏性痰，难咳出，心悸、气促加重，伴双下肢水肿，尿量减少。有 35 年吸烟史，每日 20 支左右。舌质红，苔薄白，脉弦滑。

西医诊断：慢性肺源性心脏病。

中医辨证：气虚血瘀，痰湿蕴肺。

治则：清热化痰，利水消肿。

方药：葶苈大枣泻肺汤合五皮饮加减。

葶苈子 10g，大枣 4 枚，桑白皮 10g，瓜蒌 15g，芦根 10g，杏仁 10g，生石膏 30g，射干 10g，大腹皮 15g，葫芦皮 10g，车前子 10g，生姜皮 10g，丹参 20g，甘草 6g。水煎服，一日 1 剂，7 剂。同时嘱咐患者口服古圣 2 号，继续采用家庭吸氧治疗。

二诊：2004 年 11 月 25 日再诊，咳嗽、咯痰均较前好转，双下肢水肿消退，原方继续服用。

三诊：2004 年 12 月 2 日再诊，诸症好转，嘱患者戒烟，继续家庭氧疗，适当锻炼，口服肺气肿丸。可长期服用冬虫夏草增强体质。

按：患者素有慢性支气管炎病史，且吸烟史较长，病久则肺虚，感受外感风寒之邪，因正气虚衰，外邪必触动内伏之痰浊，内外合邪，痰从寒化为饮，痰水壅肺，气道窒塞，妨碍吸清呼浊，肺气不畅，遂呈喘不能卧，呼吸困难，裴正学教授取《金匮要略》之葶苈大枣泻肺汤配合五皮饮泻肺定喘、行水消肿，痰饮消除后，采用肺气肿丸补肾纳气、扶正固本善后。

例4：吴某，女，70岁，1993年10月25日初诊。有支气管哮喘、慢性支气管炎病史40余年，每年发作3～4次，长期使用氨茶碱，气短症状明显时自己喷入舒利迭、布地奈德可不同程度缓解症状。10d前因外感风寒开始咳喘，反复发作，面部浮肿，下肢凹陷性水肿，昼夜不能平卧，吐淡黄色稠痰，口唇轻度紫绀，低热，体温37.8℃，纳差，在三甲医院检查：听诊两肺呼吸音粗糙，右中下肺可闻及散在的哮鸣音，心律82次/min，心律不齐，肺动脉瓣第二心音亢进，三尖瓣区心音较心尖部明显增强。心电图提示明显顺钟向转位，肺型P波，电轴右偏，右心室肥厚，aVR导联R/S或R/Q ≥ 1，肢导低电压。X线提示右心室增大。超声心动图示：右室流出道内径32mm，右心室内径25mm，肺动脉干21mm，EF 65%。血气分析PaO_2 56mmHg，PaO_2 45mmHg。血分析：白细胞11×10^9/L，中性90%。痰培养检出肺炎克雷伯杆菌。西医诊断：慢性肺源性心脏病，呼吸衰竭。曾给予头孢他定等头孢类抗生素抗感染、氨溴索化痰及西地兰等综合治疗，效果不佳。患者病情重，门诊症见口唇紫绀，不能平卧，气短明显，面部及双下肢凹陷性水肿，咳痰，色黄质黏，不易咳出。舌质红，苔白厚腻，脉弦滑。

西医诊断：慢性肺源性心脏病，呼吸衰竭。

中医辨证：气虚血瘀，痰湿蕴肺。

治则：清热化痰，利水消肿。

方药：葶苈大枣泻肺汤合真武汤、五皮饮加减。

葶苈子 10g，大枣 4 枚，桑白皮 10g，瓜蒌 15g，大腹皮 15g，葫芦皮 10g，车前子 10g，生姜皮 10g，丹参 20g，甘草 6g，白术 12g，附片 6g，白芍 15g，茯苓皮 10g。水煎服，一日 1 剂，7 剂。同时嘱咐患者口服古圣 2 号，继续口服抗生素及化痰平喘药物、家庭吸氧治疗。

二诊：1993 年 11 月 2 日再诊，患者面部下肢凹陷性水肿有所消退，但仍气短，不能平卧，口唇紫绀稍有好转，体温正常，咳痰，色黄质黏，不易咳出，舌质红，苔黄腻，脉滑数，原方加麻黄 10g、生石膏 30g、杏仁 10g，去附片，继续服用 7 剂。

三诊：1993 年 11 月 12 日再诊，患者面部下肢凹陷性水肿基本消退，已能平卧，但仍咳嗽，咳痰，色黄，易咳出。苔腻，脉滑数。原方不变，继续服用 7 剂。

四诊：1993 年 11 月 27 日再诊，患者面部下肢无水肿，咳嗽、咳痰好转，气短明显减轻，但仍活动后气短，食欲不佳，舌质红，苔白，双手尺脉弱。原方改用肾气丸、金水六君汤善后，继续家庭氧疗，适当锻炼，口服肺气肿丸。长期服用冬虫夏草增强体质。

五诊：1993 年 12 月 20 日再诊，患者诸症好转，精神佳，

面色红润，无明显气短，

　　按：患者素有支气管哮喘、慢性支气管炎病史，病久则肺虚，感受外感风寒之邪，因正气虚衰，外邪必触动内伏之痰浊，内外合邪，痰从寒化为饮，痰水壅肺，气道窒塞，妨碍吸清呼浊，肺气不畅，痰气交阻，凌心射肺，肺失宣降故见咳喘，呼吸困难，反复发作，面部浮肿，下肢凹陷性水肿，昼夜不能平卧。裴正学教授取葶苈大枣泻肺汤，方中葶苈子入肺泻气，开结利水，使肺气通利，痰水俱下，则喘可平，水肿可退。现代药理学研究，其主要化学成分葶苈子醇提取物具有明显的强心作用，增加心肌收缩力，增加冠脉流量，能明显改善射血分数，葶苈子中芥子苷为止咳平喘主要成分，苄基芥子油具有明显的抗菌作用，同时葶苈子有明显的利尿作用。但又恐其性猛力峻，故佐以大枣之甘温安中而缓和药力，使祛邪而不伤正。真武汤中附子辛甘性热，温肾助阳，化气行水，兼暖脾土，以温运水湿；茯苓利水渗湿，使水邪从小便去；白术健脾燥湿，佐以生姜之温散，既助附子温阳散寒，又合苓、术宣散水湿；白芍利小便以行水气。裴正学教授所创五皮饮中茯苓皮甘淡渗利，行水消肿；大腹皮下气行水，消胀除满；桑白皮肃降肺气，以通调水道而利水消肿；生姜皮和脾降肺，行水消肿而除胀满；车前子清热利水，利尿通淋，诸药相合，共奏利水消肿、理气健脾之效。浮肿消退后，治疗过程中痰饮从阳化热，痰热互结壅肺，肺失宣肃，出现色黄质黏，不易咳出，舌质红，苔黄腻，脉滑数，加用麻杏石甘汤。石膏辛甘大寒，清泻肺胃之热；麻黄辛苦温，宣肺解表而平喘；杏仁味苦，降利肺气而平喘。经过四诊，患者外邪已解，痰热清，颜面及双下肢浮肿消退，病情趋于好转，但活动后仍气短，食欲不佳，舌质红，苔白，双手尺脉弱。此时裴正学教授兼顾肺、脾、肾三脏调补，肾气丸温补肾阳，以纳肾气定喘，平时常服肺气肿丸补肾纳气、扶正固本善后。长期服用冬虫夏草增强体质。

七、古代医家学说荟萃

早在《黄帝内经》中即有肺胀的记载，如《灵枢·经脉》有"肺手太阴脉之脉，……是动则肺病胀满，膨膨而喘咳"。《灵枢·胀论》"肺胀者，虚满而喘咳"。汉代张仲景《金匮要略》详细论述了肺胀的症状和治疗方药。《金匮要略·肺痿肺痈咳嗽上气病脉证并治》指出："咳而上气，此为肺胀，其人喘，目如脱状，脉浮大者，越婢加半夏汤主之。肺胀，咳而上气，烦躁而喘，脉浮者，心下有水，小青龙加石膏汤主之。"隋代《诸病源候论》谓："肺虚感微寒而成咳。咳而气还聚于肺，肺则胀，是为咳逆也。邪气与正气相搏，正气不得宣通，但逆上喉咽之间，邪伏则气静，邪动则气奔上，烦闷欲绝，故谓之咳逆上气也。"虽先言肺虚，重点在后之邪实闭肺而喘，未直接点出肺胀之名，但从病机到症状皆具肺胀之实。宋代《圣济总录》记载"其证气胀满，膨膨而喘咳，咳逆倚息，目如脱，其脉浮是也"。指出肺胀的特点是既咳且而喘，而且有气满胀感。元代朱丹溪《丹溪心法·咳嗽》谓："肺胀而嗽，或左或右，不得眠，此痰挟瘀血碍气而病，宜养血以流动乎气，降火疏肝以清痰"；"有嗽而肺胀壅遏不得眠者，难治"。说明了肺胀与痰瘀互结有关，如果肺胀壅遏不能平卧，治疗比较困难。戴元礼在《丹溪心法》中注云："肺胀者，动则喘满，气急息重。"对证候描述甚为细致。在治疗上丹溪提出痰挟瘀血者，宜四物汤加桃仁、青皮、竹沥、姜汁之类。无外邪而内虚之肺胀，治宜敛肺化痰，用诃子、海浮石、香附、瓜蒌仁、青黛、半夏、杏仁、姜汁。清代叶天士定肺痹之名，以气喘胸满为主症，表里寒热痰湿之邪闭阻于肺尽属之，其中包括表里同病之证，用麻黄、薄荷、桑叶、牛蒡之属解表，杏仁、象贝之品化痰。

现代医家均有其不同观点及经验：

赵锡武认为慢性肺源性心脏病属于祖国医学中肺胀、痰饮、咳喘、水气等病范畴。其本心肾阳虚，其标痰饮停蓄，肺气壅塞。治疗原则分清主次，标本兼顾。当肺气壅塞，喘咳严重，痰多、恶寒、发热等证时，先宜小青龙汤散寒祛邪，有里热者加石膏。表证轻，心肾阳虚为主时，宜温阳宣肺利水，方用真武汤合越婢汤加减。若水肿甚者，可用通阳利水治法，方用消水圣愈汤（即桂枝汤去芍药，加麻黄、熟附子、细辛、知母）。若心肾阳虚兼心肺气阴不足，可用温阳化水、益气生津之法，方用真武汤合生脉散，再酌情加化痰利湿之品。水肿甚者，可加用利水之品，如车前子30g、白茅根30g或加用活血药如苏木、桃仁、藕节皆具有协助利尿之功能。一般采用上法后，尿利肿消，呼吸困难减轻，可以平卧，腹胀及心下痞满亦减，以致津液得通，肺气得降。若仅咳嗽咯痰、气短胸闷，乃心阳初衰（心衰尚不显著）而痰湿内阻，肺气不宣所致，治宜理肺和胃，方选温胆汤加杏仁、桔梗、川贝母、薏苡仁、紫菀、生姜等；久咳阴虚肺热者，则用清肺化痰、养阴之品，如竹茹、沙参、麦冬、黄芩、瓜蒌等，养心可选用浮小麦、远志、桂枝等，若喘，喉中水击声，用射干麻黄汤。

邓维滨认为肺胀咳喘，心悸气促，咳少，脉细数，如肺心病的治疗，应该从血瘀着手。肺气久伤，无以运血，血瘀肺络，舌质紫暗，口唇发绀。遂以血府逐瘀汤合生脉散或温肾纳气之药治之，即疏肺络之瘀，又补气阴之耗，助肾摄纳。对肺胀后期，脘腹胀满甚或膨隆，口唇青紫，不能平卧，夜喘促不宁之危候，邓维滨遵唐容川"须知痰水之壅，由瘀血使然，但去瘀血，则痰水自消"之说，化瘀逐水，以茯苓导水涤痰逐湿，通调水道，亦以丹参、桃仁、川芎、赤芍、红花化瘀行滞。同时认为治疗心力衰竭不可偏执阳虚水泛之说。

周次清认为因肺心病人血多属肺气虚衰、无力运血所致，是因虚致实的瘀血证。单用活血化瘀不能减轻症状，反而可引起疲乏无力、食减、肝区疼痛等不良反应。这种病人常伴有少气懒言、疲乏无力、舌质紫暗、舌体胖大，治宜益气养血活血法，方用保元汤合芎归汤。阳虚血瘀，伴见畏寒肢冷、尿少浮肿，宜温阳养血活血，方用六味回阳饮合黄芪桃红汤。气阴两虚用生散合桃红四物汤。此时部分患者久病及肾为肾脏之真脏色，所以即使外邪已除，心阳得复，但瘀血之象也仅表现为减轻，而很难完全消失，可长期服用肾气丸或济生肾气丸，切忌单用活血化瘀法以防伤其本。

周仲瑛认为肺心病多属病：

（1）由久咳、久喘，肺气郁滞，不能宣布津液，痰浊潴留，肺失治节，心血营运不畅，血脉瘀阻，而致肺病及心，痰瘀阻碍肺气，肺气痹而不降，心气虚而失用。临床既见喘咳短气、痰多色白黏腻、舌苔浊腻、脉小滑数等痰浊壅肺证，又见心悸、胸闷、颈脉动甚、面唇、舌质紫暗、脉结代等心脉瘀阻之候。血瘀水停而身肿，血瘀络损而咯血、吐血，治当化痰行瘀、降气平喘，用杏苏二陈汤合桃红四物汤加减。肺痹失降，心脉不利，而致肝气不升，肝血瘀阻，右胁肋痛加虎杖、矮地茶、平地木、莪术；气虚血瘀者加黄芪、党参（或人参），益气以活血；出血者去桃、红，加仙鹤草、茜草根、煅花蕊石、三七粉化瘀止血；瘀热伤络加赤芍、牡丹皮、紫珠草。

（2）体虚外感，邪实与正虚互为因果。肺心病的形成与感受外邪、反复发作、迁延积渐加重至为密切。病久则肺虚，卫外不固邪易乘袭，邪犯于肺则肺气更伤。邪实与正虚互为因果，促使病情发展恶化。发时标实为主，缓解期本虚为主，老年久病本虚患者，感邪之后，因正气虚衰，外感寒热表证可不显著，但如近期内喘咳突然加重，应注意痰的色、质量等变化，结合全身情况，综合判断。《诸病源候论》指出肺胀为肺本虚，复为邪所乘，并有"肺虚为微寒所伤，肺虚为微热所客之不同"，提示外邪应辨其寒热属性，外邪必触动内伏之痰浊，内外合邪，寒痰（饮）蕴肺者易为风寒所乘，热痰郁肺者易为风热所伤，或见外寒内热、寒痰化热等错杂演变情况。以邪正关系而言，寒痰（饮）易伤阳气，痰热易伤阴津；而阳气虚者外邪易从寒化，阴虚者外邪易于化热。总以内因正虚为主。发作期采用祛邪宣肺治标，但不能忽视扶正固本。外寒内饮，喘咳胸闷，痰黏白有泡沫，恶寒发热，无汗，舌苔白滑或白腻，脉浮紧，可取苏子降气汤、小青龙汤。痰热郁肺，喘急胸满气粗，质黏稠，色黄或白，心烦口渴，身热微寒，有汗不多，舌质红苔黄，滑数，可取越婢加半夏汤、桑白皮汤清肺。

（3）上盛下虚，痰浊壅肺，肾失摄纳，多因正虚感邪诱，致急性发作，进而促使病情加重，肺虚气不化津而为痰，肾阳虚水泛为痰，或肾阴虚虚火灼津为痰，痰浊上逆壅肺，肾虚不能助肺纳气，甚则上下寒热错杂，肾阳虚于下，痰热壅于上，或肾阴虚于下，痰浊壅于上，表现为肺实肾虚之候。咳逆痰多，喉中痰涌有声，胸闷如塞，不能平卧，气短息促，动则喘甚，舌苔腻，质淡或红，脉细滑数。治当化痰降气、补肾纳气，应区别上盛与下虚的主次，方选平喘固本汤、苏子降气汤、金匮肾气丸加减。祛痰利气类药有苏子、款冬花、紫菀、白前、法半夏、白芥子、厚朴；寒痰配肉桂、干姜、细辛；热痰配知母、海浮石；补肾纳气类药可用山萸肉、熟地、核桃仁、五味子、冬虫夏草；肾阳虚配制附子、鹿角片（胶）、补骨脂；肺肾气虚配党参、黄芪；肺肾阴虚配沙参、麦冬、玉竹、生地、当归；气逆于上，酌加紫石英、沉香、肉桂以镇之。

（4）浊邪害清，痰瘀蒙蔽神机，由于痰浊壅塞气道，或肺虚吸清呼浊功能减弱，心脉营运不畅，瘀滞窍络，而致痰瘀阻遏清阳，蒙蔽心脑神机，症见神志恍惚，烦燥，表情由淡漠渐至嗜睡、昏迷，喘促短气，咳痰不爽，苔白腻或淡黄腻，舌质暗红或淡紫，脉细滑数。治当涤痰开窍，方选涤痰汤。窍闭神昏，属痰热内闭者，可予至宝丹或安宫牛黄丸（或用醒脑静注射液）；痰热蕴肺者，竹沥水每日 20 ~ 30ml；肝风内动，肢体抽搐，酌加炙僵蚕、广地龙各 10g，炙全蝎、羚羊角粉各 0.3 ~ 0.6g。

（5）肺脾肾交病，水饮泛溢肌表，久病喘咳，肺、脾、肾三脏交亏，阳气虚衰，通调、转输、蒸化失职，气不化津，水饮内生，或因瘀阻血脉，血不利则为水，水饮泛滥肌肤，而致面浮、肢体浮肿，脘痞腹满，尿少不利，甚则饮停胸胁，上迫肺气而喘急咳逆，水饮凌心而心慌心悸，面唇青紫，舌胖、质暗、苔白滑，脉象沉细，方选真武汤。肺气耗散，心肾衰竭，由喘致脱。肺病后期，因肺气虚耗，累及于肾，而致肺不主，肾不纳气，命门火衰，君火不用，心肾阳气垂绝，由喘致脱。出现气短息促，呼吸微弱，时停时续，喉中痰声如鼾，心慌，四肢厥冷，神志由烦躁不安转为淡漠，甚至昏睡不清，唇甲青紫，面色晦暗，舌质淡紫或舌红少津，脉微细欲绝或微弱。治当补肺纳肾、益气救阴、回阳固脱，用参附龙牡汤合生脉散，同时应及时进住 ICU 中西医结合治疗。

第七章　肺脓肿

一、解剖生理及病理

肺脓肿是由多种病原菌感染所引起的肺组织化脓性病变。早期为肺组织的感染性炎症，继而坏死形成脓肿。肺脓肿可分为原发性肺脓肿和继发性肺脓肿，原发性肺脓肿多与吸入有关，好发于肺下叶背段及上叶后段，右侧比左侧更为常见，亦称吸入性肺脓肿；继发性肺脓肿以败血症引起的血源性肺脓肿较多见，也可来源于邻近脏器的直接侵入，肝阿米巴或膈下脓肿可入侵肺部，引起肺脓肿。病程超过3个月，迁延不愈者为慢性肺脓肿。临床上以高热、咳嗽、咳痰，脓肿溃通支气管后则咯大量臭脓痰为主要症状。

本病多发生于壮年，男性多于女性。在抗生素广泛应用之前，本病发病率及病死率均很高，病死率达30%~60%。现在肺脓肿的发生率已明显降低，典型病例已不多见。

二、西医诊断及治疗

（一）急性肺脓肿诊断标准

（1）可有口腔手术、全身麻醉、昏迷、异物吸入、齿槽溢脓、扁桃体炎、龋齿、肺炎或其他部位化脓性病灶之病史。

（2）可分以下几种。

①急性吸入性肺脓肿：起病急骤，寒战，高热（多呈弛张热型），胸痛，咳嗽，咳大量脓痰或脓血样痰，常有恶臭，少数患者可有咯血。

②血源性肺脓肿：多先有原发病灶，继有畏寒、高热、咳嗽，咳痰量不多，少有脓血。

（3）病变范围小，且局限于深部可无体征，病变范围较大时，局部叩诊呈浊音，语音震颤增强，呼吸音减低或增强，可闻及支气管性呼吸音或湿性啰音。

（4）急性期白细胞总数及中性粒细胞增高。

（5）胸部 X 线检查：肺部可见大片浓密炎症阴影，其中有透亮区及液平。血源性肺脓肿则一肺或两肺见多个小片状阴影或球形阴影，其中可见小空洞及液平。

（6）痰培养及厌氧菌培养可培养出致病菌。

（7）需与细菌性肺炎、支气管扩张、空洞型肺结核、支气管癌继发感染等鉴别。

（二）慢性肺脓肿诊断标准

（1）急性肺脓肿引流不畅或治疗不充分，病情迁延 3 个月以上而脓肿不吸收者。

（2）有不规则发热、贫血和消瘦，主要是咳脓痰和常有不等量咯血。

（3）部分病人出现杵状指（趾）。

（4）周围血白细胞一般无明显变化或略增高。

（5）X线胸片显示厚壁空洞，空洞周围有纤维组织增生，可有多房性透光区。有时在病变部位可合并胸膜增厚，掩盖肺内的病变，只有加滤光板摄片或体层摄片才能显示脓肿。

（二）西医治疗

1. 积极治疗引起肺脓肿的原发病或消除易患因素

口腔和咽喉部的感染灶应及时治疗。口腔和扁桃体手术时，应将分泌物尽量吸出。加强口腔卫生的宣传教育。对全身麻醉或昏迷患者，应加强护理。术前尽量使胃排空，必要时置入鼻胃管，吸出胃内容物。对皮肤软组织感染和骨髓炎等，要及时有效地治疗，预防血源性肺脓肿。加强一般支持疗法，如增加营养、水分、小量间断输血等。积极使用支气管解痉剂和祛痰剂，有利于排痰。

2. 抗生素治疗

（1）全身应用抗生素：肺脓肿初期和急性期应用大剂量的有效抗生素。在开始用抗生素前应送痰、血、胸液等细胞培养、厌氧菌培养及药物敏感试验。由于吸入性肺脓肿的病原菌多为包括厌氧菌的混合感染，应选用对厌氧菌有高效的广谱抗生素或联合用药。对老年患者应注意掌握剂量，防止对肾功能的损害。若病人是在医院内感染，原已用多种抗生素，或伴有基础疾病，应考虑使用更广谱的抗生素。有条件时最好根据细菌培养和药物敏感试验结果，选用敏感的抗生素。

（2）局部使用抗生素：此疗法可提高药物在病灶局部的浓度，保持时间延长，甚至可控制耐药菌的生长，对脓腔还可起到冲洗作用。凡病程过久、病变累及多个肺段、多发空洞形成，或伴厌氧菌感染、高热和脓毒血症者，不宜采用气管内滴入疗法。该疗法对由支气管扩张继发的肺脓肿疗效也不理想。

（3）引流排脓：引流排脓是缩短病程、提高治愈率的关键，对肺脓肿的治疗极为重要。老年体弱患者慎用。也可做床边经纤维支气管镜，除为诊断收集分泌物行细菌培养及细菌学检查外，如有异物和分泌物可及时清除，并直接将药物滴注到病变部位。可在 CT 引导下经胸壁穿刺置管引流，对抗生素治疗反应差者可获良效。对于中毒症状较重，或大咯血者，暂不宜引流排脓。

（4）外科治疗：慢性肺脓肿因纤维组织大量增生，使脓腔壁发生上皮化，并发支气管扩张，此时内科治疗不易奏效，可考虑手术治疗。肺切除手术的适应证为：①肺脓肿病期在 3 个月以上，经内科治疗病变无明显吸收，或反复发作者。②合并威胁生命的大咯血，或大咯血经保守治疗无效时，应及时手术以抢救生命。③支气管高度阻塞使感染难以控制。④当不能与肺癌、真菌感染或肺结核鉴别时。

三、裴正学教授思维方法

汉·张仲景在《金匮要略·肺痿肺痈咳嗽上气病脉证治》中首先提出本病，并对其病因、病机、治疗均有详细论述，认为"风中于卫，呼气不入；热过于营，吸而不出，风伤皮毛，热伤血脉，……热之所过，血为之凝滞，蓄结痈脓"为其病因，成痈机制在于热壅血瘀。其临床特点是："咳而胸满，振寒，脉数，咽干不渴，时出浊唾腥臭，久久吐脓如米粥者，为肺痈。""若口中辟辟燥，咳即胸中隐隐痛，脉反滑数，此为肺痈，咳唾脓血。"治疗上提出："肺痈，喘不得卧，葶苈大枣泻肺汤主之"，"久之吐脓如米粥者，为肺痈，桔梗汤主之"等有效方剂沿用至今。并指出了"始萌可救，脓成则死"的预后判断，强调早期诊治的重要性。

裴正学教授根据古近代医家临床及现代医家的论述，认为本病属祖国医学肺痈，病位在肺，多为邪热犯肺、蕴结不散。而正气虚弱、卫气不固，或素有痰热蕴肺，或嗜酒太过，恣食肥甘等，以致湿热内盛，是易感外邪、化脓成痈的内在因素。一般而言，肺痈的病理过程分初期、成痈期、溃脓期、恢复期四期。其病理特点为：初期多为风热邪气外袭卫表，内壅肺气，少数则是风寒袭肺，入里化热，故见恶寒、发热、咳嗽等肺卫表证。成痈期为邪热蕴肺，肺气蕴滞，肺脉瘀阻，以致热壅血瘀而成脓，溃脓期则热势亢盛，血败肉腐而化痈成脓，脓疡溃破则咳吐大量脓痰，或如米粥，或痰血相兼，恶臭异常。恢复期邪毒渐尽，痈疡渐告愈合，但因热邪熏灼，气阴受损，故此时常有气耗阴伤的病机变化，因而成为虚实夹杂之症，若溃后脓毒不尽，正虚邪恋，则病情迁延反复，日久不愈，气阴耗伤表现更突出。

四、中医辨证分型及方药

1.风热犯肺（初期）

证见：起病急，恶寒，发热，咳嗽，胸痛。咳重则胸痛甚，痰白而黏，由少渐多，呼吸不利，口鼻咽干。舌苔薄白而干或为薄黄，舌质淡红，脉浮数而滑。

治则：疏风散热，清肺化痰。

方药：银翘散加减。

银花 10g，连翘 10g，芦根 10g，荆芥 10g，豆豉 10g，薄荷 6g，牛蒡子 10g，桔梗 10g，淡竹叶 10g。

加减：恶寒不显、口渴者，去荆芥、薄荷、豆豉之辛散，加生石膏、黄芩、鱼腥草以清肺泄热；头痛者，可加菊花清利头目；胸痛甚者，加郁金、桃仁化痰通络；痰热蕴肺、咳甚痰多者，加瓜蒌仁、贝母、杏仁、桑白皮等以清肺化痰止咳；热伤阴津者，症见口干渴者，可加沙参、麦冬、天花粉等以滋阴清热、润肺生津；胸痛甚者，加郁金、瓜蒌、桃仁等以润肺化痰、化瘀止痛。

2.热壅血瘀（成痈期）

证见：身热较甚，壮热不退，时有振寒。咳嗽气急，咳吐黄稠脓痰，喉间带有腥味，胸胁疼痛，转侧不利。口燥咽干，烦躁汗出。舌质红，舌苔黄腻，脉滑数或洪数。

治则：清肺散结，化瘀消痈。

方药：千金苇茎汤合黄连解毒汤加减。

苇茎 30g，薏苡仁 20g，冬瓜仁 10g，桃仁 6g，桔梗 10g，川贝 10g，黄芩 10g，黄连 3g，栀子 10g，玄参 10g，鱼腥草 10g。

加减：若痰热郁肺而症见胸闷喘满、咳吐痰浊量多者，加瓜蒌仁、桑白皮、葶苈子以泻肺去壅；若肺热壅盛、壮热、心烦口渴者，可配石膏、知母以清热泻火；大便秘结者，加大黄、枳实等以荡涤积热；若热毒瘀结、咯脓浊痰、有腥臭味者，合用西黄丸，每日 3 次，每次 3g，空腹服，以解毒化瘀；喘息胸闷不得卧而大便秘者，加葶苈子、大黄以通腑泻浊有助肺气肃降；胸痛甚者，加枳壳、丹参、延胡索以活血化瘀，理气止痛。

3. 瘀毒成脓（溃脓期）

证见：咳吐大量脓臭痰，状如米粥，或痰血相兼，异常腥臭。胸中烦满而痛，甚则气喘不能平卧。身热面赤，烦渴喜饮。舌质红或绛，舌苔黄腻，脉滑数或数。

治则：清肺解毒排脓。

方剂：加味桔梗汤。

桔梗 10g，生甘草 6g，贝母 10g，橘红 10g，金银花 10g，薏苡仁 10g，葶苈子 10g，白及 6g。

加减：气短、乏力、汗出较甚者，加黄芪补益肺气，又助排脓之力；口渴心烦者，加沙参、麦冬、百合等养阴生津之品；若咯血甚者，可加大蓟、小蓟、水牛角、白及、三七、白茅根等以凉血止血;胸部胀满,咳喘不能平卧者,加桑白皮、苏子、葶苈子等以降气平喘。

4. 正虚邪恋(恢复期)

证见:咳吐脓痰虽有减少,但病程迁延,咳痰日久不净,胸痛虽减但不消除,身热不高但缠绵不退,咳痰虽清稀时有臭浊,病情反复,时轻时重。面色无华,气短自汗,舌质红少苔或微黄,脉细或虚数。

治则:益气养阴,清热排脓。

方剂:桔梗杏仁煎。

桔梗 10g,杏仁 10g,银花 10g,连翘 10g,百合 10g,麦冬 10g,川贝 10g,阿胶 6g,红藤 10g,玄参 10g。

加减:如气虚明显,可加炙黄芪以补气托脓排毒;脓毒不尽、咳吐腥臭脓痰者,加鱼腥草、虎杖、败酱草、金荞麦根以消痈排脓;口干口苦甚者,加黄芩、知母以清热泻火;食少便溏者,加山药、白术;低热不解,加功劳叶、白薇以清解余热;咳吐脓血不尽者,加白及、白蔹。

5. 气阴两虚(恢复期)

证见:发热渐退,咳嗽减轻,咳吐脓痰减少,但气短息微,面色无华加重,常伴自汗盗汗。口燥咽干,形体消瘦,心烦。舌质红,舌苔少或见舌苔花剥,脉细数无力。

治则:益气养阴,清肺化痰。

方剂:沙参清肺汤。

沙参 10g,麦冬 10g,太子参 10g,百合 10g,川贝 10g,地骨皮 10g,桔梗 10g,冬瓜仁 10g,当归 12g,白及 6g。

加减：若阴虚潮热，加丹皮、青蒿、十大功劳叶、白薇；气虚甚者，加炙黄芪、党参；口渴甚饮水较多者，加玄参、玉竹；如仍有少许咯血者，加三七粉、藕节炭；食欲不振者，加白蔻仁、山药、茯苓、扁豆。

五、裴正学教授用方分析

裴正学教授根据古近代医家临床及现代医家的论述，指出本病辨证总属实热证候，为热毒瘀结在肺，成痈酿脓，故发病急，病程短，邪盛证实。临床一般多按病程的先后各个阶段作为分证的依据，分为初期（表证期）、成痈期、溃脓期、恢复期。治疗当以祛邪为原则，采用清热解毒、化瘀排脓的治法，脓未成应着重清肺消痈，脓已成，需排脓解毒。风热犯肺（初期）采用银翘散疏风散热、清肺化痰。连翘、银花辛凉解表，清热解毒；薄荷、牛蒡子解毒利咽；荆芥穗、淡豆豉发散解表；竹叶清热除烦清上焦之热，且可生津。热壅血瘀（成痈期）采用千金苇茎汤合黄连解毒汤加减，清肺散结、化瘀消痈。方中苇茎清肺泄热；冬瓜仁祛脓排痰；薏苡仁清热利湿；桃仁活血祛瘀、润肠通便，引瘀热从大便出；黄连泻心火；黄芩清上焦之火。佐以黄柏泻下焦之火；栀子通泻三焦，导热下行，使火热从下而去。正虚邪恋（恢复期）采用桔梗杏仁煎。桔梗、甘草清热解毒排脓；贝母清肺化痰；阿胶养阴止血；百合、麦冬滋阴润肺。气阴两虚（恢复期）采用沙参清肺汤。方中沙参、麦门冬甘寒养阴、清热润燥之功；太子参补益脾肺、益气生津；白及止血；百合润肺止咳、宁心安神、清热解毒；冬瓜仁祛脓排痰。

六、裴正学教授验案举例

例1：刘某，男，50岁，2000年9月1日就诊。患者一周前因外感风寒后出现恶寒发热，体温38.5℃，咳嗽，咳痰，色黄，量多，胸痛，有汗，汗后发热暂降，不久后复升，恶心呕吐，腹痛便结。去三甲医院排胸部X片示：右肺脓肿，血分析示：WBC 13×10^9/L，中性92%，痰中检出肺炎链球菌，曾给予头孢他啶类抗生素,3d体温未见明显下降,舌红苔黄腻，脉洪大滑数。

西医诊断：右肺脓肿。

中医辨证：风热犯肺。

治则：疏风散热，清肺化痰。

方药：银翘散加减。

生石膏60g，银花10g，连翘10g，芦根10g，荆芥10g，豆豉10g，薄荷6g，牛蒡子10g，桔梗10g，淡竹叶10g，知母10g，瓜蒌仁10g。同时继续采用头孢类抗生素。7剂后体温恢复正常，咳嗽，咳痰、胸痛好转。复查胸部X片基本恢复正常。

按：风热邪气外袭卫表，内壅肺气，故治以疏风散热、清肺化痰。方重用连翘、银花为君药，既有辛凉解表、清热解毒的作用，又具有芳香避秽的功效。薄荷、牛蒡子可以疏散风热、清利头目，且可解毒利咽；荆芥穗、淡豆豉有发散解表之功，若无汗者，可以加大用量，助君药发散表邪，透热外出，此二者虽为辛温之品，但辛而不烈，温而不燥，反佐用之，可增辛散透表之力，为臣药。竹叶清热除烦清上焦之热，且可生津，芦根功在清热生津，桔梗可宣肺止咳，三者同为佐药。生石膏、知母清除里热，甘草调和诸药。

例2：张某，男，89岁，2010年11月3日就诊。患者一周前因外感风寒后出现恶寒发热，体温38.8℃，咳嗽，咳痰，色黄，量多，逐渐咳吐黄稠脓痰，喉间带有腥味，胸胁疼痛，转侧不利。舌质红，舌苔黄腻，脉洪数。去三甲医院排胸部X片示：右肺脓肿，血分析示：WBC 23×10^9/L，中性95%，痰中检出金黄色葡萄球菌，曾给予头孢类抗生素，一周后体温未见明显下降，考虑引流排脓，因患者年龄大，且有糖尿病、脑梗死病史，采用中药治疗。

西医诊断：右肺脓肿。

中医辨证：热壅血瘀（成痈期）。

治则：清肺解毒排脓。

方药：千金苇茎汤合黄连解毒汤加减。

苇茎30g，薏苡仁20g，冬瓜仁10g，桃仁6g，桔梗10g，川贝10g，黄芩10g，黄连3g，栀子10g，玄参10g，鱼腥草10g，石膏60g，知母10g。同时继续采用头孢类抗生素。7剂后体温仍在38.5℃，仍咳嗽，咳浓痰、胸痛好转。14剂后体温恢复正常，咳嗽、咳浓痰、胸痛好转。复查胸部X片基本恢复正常。

按：邪热蕴肺，肺气壅滞，肺脉瘀阻，以致热壅血瘀而成脓，故治以清肺解毒排脓，方中苇茎清肺泄热，为治肺痈要药。辅以冬瓜仁祛脓排痰，薏苡仁清热利湿，使湿热从小便出；桃仁活血祛瘀、润肠通便，引瘀热从大便出。对于肺痈将成，服之可使消散；已成脓者，服之可使脓排痰去，痈可自愈。大苦大寒之黄连泻心火，并且兼泻中焦之火，黄芩清上焦之火。佐以黄柏泻下焦之火，栀子通泻三焦、导热下行，使火热从下而去。生石膏、知母清除里热，甘草调和诸药。

例3：张某，男，56岁，2013年3月21日就诊。患者2周前因外感风寒后出现恶寒发热，体温38.9℃，咳吐黄稠脓痰，口燥咽干，烦躁汗出。舌质红，舌苔黄腻，脉洪数。去三甲医院排胸部X片示：左肺脓肿，血分析示：WBC 18×10^9/L，中性89%，曾给予头孢类抗生素，同时给予引流排脓，术后患者体温基本恢复正常，咳嗽减轻，咳吐脓痰减少，但出现气短息微，面色无华，常伴自汗盗汗。口燥咽干，形体消瘦，心烦。舌质红，舌苔少，脉细数无力。

西医诊断：左肺脓肿。

中医辨证：气阴两虚（恢复期）。

治则：益气养阴，清肺化痰。

方药：沙参清肺汤。

沙参10g，麦冬10g，太子参10g，百合10g，川贝10g，地骨皮10g，桔梗10g，冬瓜仁10g，当归12g，白及6g。7剂后气短息微、自汗盗汗、口燥咽干诸症好转。

按：方中沙参、麦冬甘寒养阴、清热润燥，太子参补益脾肺、益气生津；白及止血；百合润肺止咳、宁心安神、清热解毒；冬瓜仁祛脓排痰。

七、古代医家学说荟萃

本病属于中医学的"肺痈"范畴。《黄帝内经》无肺痈之病名。汉·张仲景在《金匮要略·肺痿肺痈咳嗽上气病脉证治》中首先提出本病，并对其病因、病机、治疗均有详细论述，认为"风中于卫，呼气不入；热过于营，吸而不出，风伤皮毛，热伤血脉，……热之所过，血为之凝滞，蓄结痈脓"为其病因，成痈机制在于热壅血瘀。其临床特点是："咳而胸满，振寒，脉数，咽干不渴，时出浊唾腥臭，久久吐脓如米粥者，为肺痈。""若口中辟辟燥，咳即胸中隐隐痛，脉反滑数，此为肺痈，咳唾脓血。"治疗上提出"肺痈，喘不得卧，葶苈大枣泻肺汤主之"，"久之吐脓如米粥者，为肺痈，桔梗汤主之"等有效方剂沿用至今。并指出了"始萌可救，脓成则死"的预后判断，强调早期诊治的重要性。晋·王叔和《脉经·平肺痿肺痈咳逆上气痰饮脉证第十五》指出辨别脓成与否是临床处方用药的关键，指出："何以知有脓？脓之所在，何以别知其处？师曰：假令痛在胸中者为肺痈，其人脉数，咳吐有脓血，设脓未成其脉自紧数，紧去但数，脓为已成也。"隋·巢元方《诸病源候论·咳嗽病诸候》："肺痈者，由风寒伤于肺，其气结聚所成也。"详细论述了其病因。

现代医家均有其不同观点及经验：

张伯臾认为："肺是热毒，演变常迅速，关键在排脓，痊愈亦较速。"临床上常用麻杏石甘汤、千金苇茎汤等方，还常合用西黄醒消丸消脓肿、清热毒，以助药之力，红藤、败酱草原为治肠痈之要药，能清热解毒、散结消肿，张伯臾移用于治肺痈。

陶志达教授指出：肺脓疡乃大热大毒之证，不能套用一般清热解毒的常法处理，必须趁正气未衰之机，速战速决，用势专力猛之药，攻下泻热，邪有出路，使病可速愈，故应在清热解毒方剂基础上加用大承气汤之类或合用葶苈大枣泻肺汤、泻白散等，以攻逐痰热，起釜底抽薪急下存阴的作用。即使大便不干硬，也可借用，攻下虽然有伤正气，但可采取衰其大半而止的办法，继之以大剂清热解毒，仍可收到良好效果。至于对一些服数剂即见正气虚弱的病人可以采取间歇应用法，与其他治法交替使用。此外，痰热郁结血脉，是本病病机的一个重要环节，因此在处方中加用祛瘀散结之品，可有助于恢复。除桃仁、赤芍外，还可用三棱、莪术、王不留行。至于大黄除荡涤热毒之外，亦入血分，兼具祛瘀之功，在正气尚足的情况下，用之较桃、红的功效更佳。

邢锡波教授指出：病之早期，热毒壅肺，应以清热解毒为主，辅以祛痰排脓。宜用鱼腥草、金银花、薏苡仁、冬瓜子、鲜芦根、桔梗、桃仁、浙贝母、甘草，毒热壅盛可加三黄丸或西黄丸。病之后期为邪衰正虚阶段，应以清养补肺为主。宜用沙参清肺汤：合欢皮30g，薏苡仁30g，黄芪15g，冬瓜仁15g，北沙参12g，太子参12g，白及6g，桔梗6g，甘草3g。清热解毒可重用鱼腥草和黄连，前者能宣肺散结，为肺痈之要药；化痰排脓则重用桔梗、薏苡仁、冬瓜仁，消肿生肌活血可用白及、合欢皮；扶正托毒可用沙参、太子参和黄芪。

　　叶景华教授认为：肺痈主要是由于感受风热外邪，邪郁于肺，瘀阻肺络，壅塞不通，以致熏灼肺叶，蕴蒸腐败酿成脓肿。临床病变多集中表现在肺部，但全身亦有反应。叶景华教授强调辨证既要重视局部病变，又要照顾全身正气的盛衰，尤其是对长期应用抗生素治疗，病情未能控制，已出现正虚邪盛表现时，每每需要扶正祛邪并进。一方面扶助正气，使机体恢复祛邪外出之力；另一方面清热解毒化瘀排脓，以助正气祛邪外出。采用复方鱼桔汤，方中鱼腥草、金银花、黄连、黄芩、芦根、清热解毒，桔梗、薏苡仁、冬瓜仁、桃仁、浙贝母、祛痰排脓。

　　王文鼎教授认为：肺脓肿不能一概视为肺痈，属肺疽者间或有之。若治疗不充分或者支气管引流不畅，坏死组织留在脓腔内，炎症持续存在，则转为慢性，此阶段有相当一部分似祖国医学肺疽证。肺痈、肺疽虽同属肺部化脓性病变，但两者在成因、病机和临床表现都各有不同，必须细加分别，不容混淆。首先从病因病机上看，肺痈和肺疽都是气血为毒邪阻滞而成，但"痈有火毒之滞，疽有寒痰之凝"。肺痈系肺有蓄热，复因外感风热，两热相蒸，肺叶受灼，气壅血瘀，郁结成痈。而肺疽多为病久体虚，肺气耗伤，无力托毒外出，以致热从寒化，阴寒凝阻，邪毒深伏于肺所致。而肺痈久延，元气耗损亦可转化为肺疽。再从临床表现来看，当从起病之缓急，病程之长短，热势之高低，痰液、脓液之性状，以及舌苔、脉象之变化等方面，进行辨别。一般来说，肺痈起病急骤，热势较高，痰液黄稠，脓液浓浊，常伴口渴、气粗、胸痛等症，脉多滑数，舌红苔黄，表现为阳证热证；肺疽起病较缓，病程较长，热势不甚，痰不黄稠，脓液清稀，每兼神疲乏力、面色不华等症，脉多虚细，舌淡红或暗红苔白，表现为阴证寒证。临证治病，必须掌握辨证论治的原则详细地研究分析病情，抓住主要矛盾，才能做出正确诊断。王文鼎教授治疗肺疽，主张温阳散寒，补气托毒，善于应用阳和汤、犀黄丸，每获良效。

洪广祥教授认为：肺痈的病机主要为邪热郁肺，热郁是形成痰热瘀阻、化腐成痈的病理基础，临床上呈现以邪热盛实的证候为主，但脓疡溃后，或病势迁延，又可出现气阴耗伤，或正虚邪恋之象。因此肺痈的治疗，要突出清热、排脓、化瘀、扶正的治疗，其中清热法要贯穿治疗的全过程。从以往治疗肺痈的失败病例分析，主要原因之一是清热不得法、不彻底，以致失去控制病势发展的主动权。治疗肺脓肿主要为四大法：清热、排脓、化瘀和扶正。

第八章　肺结核

一、解剖生理及病理

肺结核是结核杆菌引起的一种慢性呼吸道传染病。临床以低热、消瘦、乏力、咳嗽、咯血等为主要特点。肺结核是我国最常见的慢性传染病之一，占各器官结核病总数的80%以上。排菌患者为其重要的传染源。结核杆菌可在组织内长期潜伏，常在人体抵抗力低下时发病。其病理形态以结节、浸润、干酪性坏死和空洞形成等混合存在为特征。本病的确诊有赖于细菌学的检出。据估计，全世界有10亿人感染了结核菌，每年有1600万人患结核病，新发病人约800万，300万人死于结核病，是成年人死亡中最主要的传染病。近几年，不但非洲等地区的发展中国家发病率、患病率上升，即使几十年来疫情呈持续下降趋势的许多发达国家，也出现疫情回升。据2010年第5次全国结核病流行病学抽样调查，15岁以上人群患病率为466/10万；结核病病死率为19.2/10万，死亡人数是我国每年死于各种传染病总人数的2倍，居各种死亡原因的第7位。患病的高峰已移至60岁以上的老年组。美国报告结核病新登记率中＞65岁老年组的构成比：1953年为13.8%，1979年升至28.6%。我国流行病调查中（1990年）直接计算的肺结核及涂阳肺结核患病率≥60岁组，患病率1782.2/10万，涂阳肺结核患病率397.8/10万，显著高于其他其他年龄组。因此积极防治肺结核，对提高我国全民的生活质量有重要的意义。

二、西医诊断及治疗

（一）临床诊断

1.病史

（1）发病情况。肺结核症状一般在发病后才出现。病灶轻微者，甚至小范围的干酪样液化和空洞亦可毫无症状。或有疲倦，精神萎靡，体重减轻和食欲不振等；反复发作或迁延不愈的"伤风、感冒"；轻微咳嗽，持续3～4周以上；咯血或痰中夹血等。

（2）既往史。注意患者在生活、学习和工作的环境中有无同开放性肺结核病人接触史，过去曾否患过渗出性胸膜炎、长期淋巴结肿大，这些既往史对诊断有帮助。

2.症状和体征

（1）全身症状。较局部症状出现的早，早期很轻微，不引起注意。严重的渗出性病变,如干酪性肺炎或急性粟粒性结核，因其炎症反应较强、范围较广，中毒症状就非常显著。全身症状有:全身不适、倦怠、乏力，不能坚持日常工作。易烦躁、心悸、食欲减退、体重减轻等。发热常是肺结核的早期症状之一。体温的变化可以有以下几种：①体温不稳定，轻微体力劳动即引起发热，虽经半小时以上的休息不能恢复正常。②长期微热，多见于下午和傍晚，次晨降至正常，多数病人并无自觉不适。③病灶急剧进展或扩散时，发热显著，可出现恶寒发热，高达 39～40℃，可呈稽留热或弛张热。

（2）局部症状。主要由肺部病灶引起：①咳嗽、吐痰：早期咳嗽很轻微，无痰或有少量黏痰。病变扩大，有空洞形成时，则痰呈脓性，量也较多。若并发支气管结核，则咳嗽加剧；如有支气管狭窄，则有局限性哮鸣音。支气管淋巴结结核压迫支气管时，可引起呛咳或痰鸣音。②咯血：1/3～1/2 患者有咯血，咯血量不等。炎症使毛细血管通透性增高，可引起痰中带血或夹血。小血管损伤时可有中等量咯血。空洞壁较大动脉瘤破裂，可引起大量咯血。大量咯血后常伴发热，数天低热因小支气管内血液吸收引起；高热则提示病灶播散。③胸痛：部位不定的隐痛常是神经反射作用引起，不受呼吸影响。固定部位针刺样疼痛随呼吸和咳嗽加重，常是炎症波及壁层胸膜所致。膈肌受刺激时，疼痛不放射到肩部和上腹部。

（3）呼吸功能障碍引起的症状。当肺组织破坏严重，范围广泛，或并发肺萎缩、肺气肿、广泛胸膜增厚时，肺容量和通气功能发生损害。患者先在体力活动后气急，随后在静息时也有气急，严重者可有发绀。

（4）体征。肺部的阳性体征常受病变范围影响，病变在肺内的深度，周围组织的代偿变化和空洞引流的细支气管通气程度的干扰，故体检的敏感性不如 X 线胸片。早期浸润性肺结核体征常无异常，呼气后轻咳，再做深吸气听到细湿啰音有助于诊断。肺密集的浸润性病灶，震颤强，叩诊音浊，听诊呈支气管肺泡音，有时有湿性啰音；胸廓下陷，震颤减弱，叩诊浊音，呼吸音呈支气管性，常有湿性啰音。

3. 结核菌素试验

皮内划痕法：此法剂量准确，结果灵敏为常用的方法。以 0.1ml 结核菌素稀释液在前壁内侧皮内注射，使局部形成皮丘，48 ~ 72h 有红肿硬结者为阳性。在健康人群中做普通检查，一般用 5IU。注射 72h 观察局部肿结直径作为衡量的标准：肿结直径 4mm 为无反应（-）；肿结直径为 5 ~ 10mm 为阳性反应（+）；直径达 11 ~ 20mm 为中等阳性反应（++）；肿结直径大于 20mm，有水泡和组织坏死为强阳性反应（+++）。结核菌素阳性反应表示受试者曾有过结核菌感染。我国城市成年居民中的感染率为 80% 左右。因此结核菌素试验在成人及老年中的临床意义不大。结素阴性反应，并不一定没有结核感染。感染结核后一般需 4 ~ 8 周变态反应才能充分形成，在这一时期内结核菌素反应可呈阴性。严重的结核病如急性粟粒型结核，或长期应用肾上腺皮质激素等，可暂时抑制或消除结素反应，可呈阴性结果。

（二）西医治疗

早期、规律、全程、适量、联合使用敏感药物是肺结核的治疗原则。肺结核治疗初治与复治、菌阳肺结核与菌阴肺结核、耐药结核与非耐药结核的治疗方案不同。治疗时首先要明确患者是初治还是复治，根据是否曾抗结核治疗分为初治和复治。

有下列情况之一者谓初治：①尚未开始抗结核治疗的患者；②正进行标准化学治疗方案用药而未满疗程的患者；③不规则化学治疗未满 1 个月的患者。

有下列情况之一者为复治：①初治失败的患者；②规则用药满疗程后痰菌又复阳的患者；③不规则律化学治疗超过 1 个月的患者；④慢性排菌患者。

1. 初治方案

强化期 2 个月 / 巩固期 4 个月。最常用方案是前 2 个月强化期用链毒素（或乙胺丁醇）、异烟肼、利福平、吡嗪酰胺，后 4 个月巩固期用异烟肼、利福平，可采用每天疗法，也可以采用隔日疗法，初治强化期第 2 个月末痰涂片仍阳性，强化方案可延长 1 个月，总疗程 6 个月不变（巩固期缩短 1 个月）。若第 5 个月痰涂片仍阳性，第 6 个月阴性，巩固期延长 2 个月，总疗程为 8 个月。对粟粒型肺结核（无结核性脑膜炎者）上述方案疗程可适当延长，不采用间歇治疗方案，强化期为 3 个月，巩固期为 HR 方案 6 ~ 9 个月，总疗程为 9 ~ 12 个月。菌阴肺结核患者可在上述方案的强化期中删除链霉素或乙胺丁醇。

2. 复治方案

强化期 3 个月 / 巩固期 5 个月，最常用方案是前 2 个月用链毒素、异烟肼、利福平、乙胺丁醇、吡嗪酰胺，第 3 个月用异烟肼、利福平、乙胺丁醇、吡嗪酰胺，第 4 ~ 8 个月的巩固期用异烟肼、利福平、乙胺丁醇，复治患者应做药敏试验，对于上述方案化学治疗无效的复治排菌病例可参考耐多药肺结核化学治疗方案并根据药敏试验加以调整，对久治不愈的排菌者要警惕非结核分支杆菌感染的可能性。

三、裴正学教授思维方法

《黄帝内经》对本病的临床特点即已有所记载，如《素问·玉机真藏论》说："大骨枯槁，大肉陷下，胸中气满，喘息不便，内痛引肩项，身热，……肩髓内消。"《灵枢·玉版》说"咳，脱形，身热、脉小以疾"。均生动地描述了肺痨的主症。《金匮要略》中的虚劳病即包括本病在内，指出"若肠鸣、马刀挟瘿者，皆为劳得之"。《备急千金要方》把"尸疰"列入肺脏病篇，明确病位主要在肺。《外台秘要·虚劳骨蒸方》对本病的临床表现观察尤为详细指出："骨蒸……且起体凉，日晚即热，烦躁，寝不能安，食都无味，……因兹渐渐瘦损，初著盗汗，盗汗以后，即寒热往来，……寒热往来以后即渐加咳，咳后面色白，两颊见赤，如胭脂色，团团如钱许大。左卧即右出，唇口非常鲜赤。"《仁斋直指方》即提出"治瘵疾，杀瘵虫"的论点。葛可久《十药神书》收载十方，为我国治疗肺痨的第一部专著。《丹溪心法·劳瘵》倡"痨瘵主乎阴虚"之说，突出病理重点，确立了滋阴降火的治疗大法。《医学入门·劳瘵》指出"潮、汗、咳嗽，或见血，或遗精，泄分轻重，轻者六症间作，重者六症兼作"，概要地提示了本病的六个主症。《医学正传·劳极》确立杀虫与补虚的两大治疗原则。

裴正学教授根据古近代医家临床及现代医家的论述，认为本病属祖国医学肺痨，有关肺痨的致病因素，主要有两个方面，一方面内伤体虚，气血不足，阴精耗损；外因感染结核杆菌"虫"伤，病变主脏在肺，可累及脾肾，甚则传遍五脏。病理性质主要在于阴虚为主，并可导致气阴两虚，甚则阴损及阳。初期肺体受损，肺阴受耗，肺失滋润，表现肺阴亏虚之候。继则肺肾同病，兼及心肝，而致阴虚火旺；或因肺脾同病，导致气阴两伤。后期肺脾肾三脏交亏，阴损及阳，可出现阴阳两虚的严重局面。

四、中医辨证分型及方药

1. 肺阴亏虚

证见：干咳，痰少黏白，或带血丝，口干咽燥，午后手足心热，皮肤干灼，或有少量盗汗，舌质红，苔薄，脉细数。

治则：滋阴润肺。

方剂：月华丸。

麦冬 10g，天冬 10g，生地 10g，熟地 12g，山药 10g，百部 10g，沙参 15g，獭肝 10g，川贝 10g，阿胶 10g，三七 3g，茯苓 12g，白菊花 10g，桑叶 10g。

加减：咳甚者加杏仁、桑白皮以止咳；痰中带血丝者可加仙鹤草、藕节、白茅根、蛤粉以和络止血；低热者，可酌加银柴胡、地骨皮以清热除蒸；惊悸加茯神、远志、柏子仁、酸枣仁以养心安神。

2. 阴虚火旺

证见：咳呛气急，痰少质黏，色白或黄，咯血反复发作，血色鲜红，午后潮热，骨蒸，五心烦热，颧红，盗汗，口渴，心烦，胸闷掣痛，形体日渐消瘦，舌质红或绛，苔薄黄或剥，脉弦细数。

治则：滋阴降火。

方剂：百合固金丸合秦艽鳖甲散。

百合 10g，麦冬 10g，玄参 10g，生地 12g，熟地 12g，当归 10g，炒芍药 10g，甘草 6g，桔梗 20g，鳖甲 6g，知母 10g，秦艽 10g，柴胡 6g，地骨皮 10g，青蒿 10g，川贝母 10g，乌梅 4 枚。

加减：若咳嗽痰黏色黄者加山栀、紫珠草、大黄炭、茜草炭等凉血止血；若出血紫黯成块，伴胸痛可加三七、血余炭、花蕊石、广郁金以化瘀和络止血；盗汗甚者加煅龙骨、煅牡蛎、麻黄根以敛营止汗。

3. 气阴两虚

证见：咳嗽气短，咳痰清稀，偶有咯血，神疲乏力，自汗盗汗，或有腹胀，便溏，或午后潮热，热势一般不剧，舌质嫩红，苔薄，细弱而数。

治则：益气养阴。

方剂：保真汤加减。

人参 10g，黄芪 30g，白术 10g，茯苓 12g，炙甘草 6g，五味子 3g，当归 10g，生地 12g，熟地 12g，天冬 10g，麦冬 10g，赤芍药 10g，白芍药 10g，柴胡 6g，厚朴 10g，地骨皮

10g，黄柏 10g，知母 10g，莲心 10g，陈皮 10g。

加减：咯血甚者可酌加阿胶、仙鹤草、三七粉以养血止血；如便溏、腹胀、纳差等脾虚症状明显者，可加薏苡仁、扁豆等以健脾，并去生地、熟地、麦冬等滋腻之品；若咳甚者加紫菀、款冬、枇杷叶以温脾止咳；夹有痰湿者，可配半夏、薏苡仁以祛湿化痰。

4. 阴阳两虚

证见：咳逆喘息，痰呈泡沫状或夹白，形寒自汗，声嘶音哑，形体消瘦，或有浮肿，腹泻，心慌，肢冷，大肉脱尽等症，舌质淡而少津，苔光剥，脉微数或虚大无力。

治则：滋阴补阳。

方剂：补天大造丸加减。

人参 10g，黄芪 30g，远志 10g，白芍 10g，山药 10g，茯苓 12g，枸杞子 10g，龟甲 6g，鹿角 10g，紫河车 10g，白术 10g，当归 12g，枣仁 10g，熟地 12g。

加减：若心慌甚可酌加紫石英、远志以静心安神；若肾虚气逆喘息可加冬虫夏草、诃子以补肾纳气。

五、裴正学教授用方分析

裴正学教授根据古近代医家临床及现代医家的论述，指出本病辨证临床总以肺阴亏损为多见，如进一步演变发展，则表现为阴虚火旺，或气阴耗伤，甚至阴阳两虚。病位主要在肺。肺阴虚为主，常易及肾，并可涉及心肝，而致阴虚火旺；肺气亦虚，常易及脾而致气阴耗伤，久延病重，由气虚而致阳虚，则可病损及肾，表现阴阳两虚之候。肺阴亏损常采用月华丸（天冬、麦冬、生地黄、熟地黄、山药、百部、沙参、川贝母、阿胶、茯苓、獭肝、三七），方中麦冬、天冬、生地、熟地养阴润肺；百部、贝母化痰止血；獭肝、阿胶补肺养血止血；山药、茯苓健脾益气，脾肺双补；桑叶、菊花清肺热，阴虚火旺常采用百合固金丸合秦艽鳖甲散（百合、麦冬、玄参、生地、熟地、当归、炒芍药、甘草、桔梗、鳖甲、知母、秦艽、柴胡、地骨皮、青蒿、川贝母、乌梅），方中百合甘苦微寒，滋阴清热，润肺止咳；熟地甘润，滋阴养血；生地甘苦微寒，清热凉血；麦冬甘寒，滋阴清热，润肺止咳；玄参咸寒，助二地滋阴壮水，以清虚火；当归治咳逆上气，与白芍合用，养血柔肝，以防肝木刑肺金；川贝母润肺化痰止咳；桔梗载药上行,清利咽喉,化痰散结。气阴两虚采用保真汤（人参、黄芪、白术、茯苓、炙甘草、五味子、当归、生地、熟地、天冬、麦冬、赤芍、白芍、柴胡、厚朴、地骨皮、黄柏、知母、莲心、陈皮、姜、枣）加减，方中党参、太子参、黄芪、白术、茯苓、炙甘草补益肺脾之气；天冬、麦冬、生地、熟地、当归、白芍育阴养荣、填补精血;地骨皮、黄柏、知母滋阴退热。并可加白及、百部以补肺杀虫。阴阳两虚采用补天大造丸（人参、黄芪、远志、白芍、山药、茯苓、枸杞子、龟板、鹿角、紫河车、白术、当归、枣仁、熟地）加减，方中人参、黄芪、山药补肺脾之气；枸杞子、龟板可育阴精；鹿角、紫河车以助阳气；地黄可滋肾阴；酌加麦冬、阿胶、五味子、当归、白芍滋养肺肾。同时老年人慢性纤维空洞型肺结核多见，具有广泛纤维增殖和空洞长期存在，耐药菌多，机体抵抗力下降。研制结核丸，组成：僵虫 60g，蜈蚣 60g，冬虫夏草 100g，蛤蚧 1 对、守宫 60g，雄黄 70g（另煎）。上药除雄黄外，共研为末，将雄黄放一大萝卜中扎紧煮熟，取出雄黄阴干，与上药混匀，装入 0.25g 胶囊，每服 2 粒，每日 3 次，饭后服。出现咯血不止，采用咳血方：白茅根 30g，百合 30g，白及 30g，肉苁蓉 6g，苏子 6g，白芍 9g，天冬 15g，麦冬 15g，生地 12g，甘草 6g，陈皮 6g，北沙参 15g，荆芥穗 9g，侧柏炭 9g，艾叶炭 9g，姜炭 6g，五味子 3g，冬花 9g。其中，白茅根 30g，百合 30g，白及 30g。随症佐加知母 10g、贝母 10g、阿胶 10g、桔梗 20g。本方寒热并用，攻补兼施。

六、裴正学教授临床病案举例

例1：王某某，男，50 岁，2013 年 3 月 31 日初诊。患者曾患肺结核已 10 多年，曾服用异烟肼、利福平、吡嗪酰胺抗结核治疗，患者干咳，痰少黏白，或带血丝，口干咽燥，午后手足心热，有少量盗汗，舌质红，苔薄，脉细数。去三甲医院拍胸部 CT 检查示：左上肺空洞形成，结核菌素试验（－）。

西医诊断：左上肺结核伴空洞。

中医辨证：肺阴亏虚。

治则：滋阴润肺。

方药：月华丸加减。

麦冬 10g，天冬 10g，生地 12g，熟地 12g，山药 10g，百部 10g，沙参 10g，獭肝 10g，川贝 10g，阿胶 10g，三七 3g，

茯苓 12g，白菊花 15g，桑叶 10g。同时采用结核丸，每服 2 粒，每日 3 次。

二诊：2013 年 4 月 7 日，服前方 7 剂后，仍少量咯血，午后潮热、盗汗等阴虚等症状明显好转，再依前方加白及 10g，同时服用结核丸。

三诊：2013 年 4 月 20 日，患者共服药 20 剂，咯血及痰中带血均消失，身体日渐恢复，精神食欲均佳。复查胸部 CT 检查示：左上肺空洞吸收好转。

按：患者感染结核杆菌，由于体弱久未恢复，肺体受损，肺阴受耗，肺失滋润，阴虚生内热，日久虚火上犯于肺，灼伤肺络而咯血，方中麦冬、天冬、生熟地养阴润肺；百部、贝母化痰止血；獭肝、阿胶补肺养血止血；山药、茯苓健脾益气，脾肺双补。结核丸促进空洞吸收好转，改善机体免疫功能。

例 2：狄某某，男，69 岁，2009 年 5 月 26 日初诊。患者春节后始觉头晕乏力，饮食减少，继则咳嗽胸痛，气息不利，自汗盗汗，时发潮热。去三甲医院拍胸部 CT 检查示：右上肺空洞形成，周围呈斑条状阴影，密度增高，结核菌素试验（＋），西医诊断为浸润型肺结核。服用异烟肼、利福定、吡嗪酰胺、乙胺丁醇抗结核治疗，病情尚稳定。但 4 月份患者出现第 5 胸椎出现局部破溃流脓，脓液色白，质清，不能下地行走。去三甲医院拍胸椎 CT 检查示：第 5 胸椎结核，建议手术治疗。患者家属考虑年龄大，不愿手术，患者咳嗽气短，咳痰清稀，偶有咯血，神疲乏力，自汗盗汗，舌质嫩红，苔薄，细弱而数。

西医诊断：右上肺结核伴空洞，胸椎结核。

中医辨证：气阴两虚。

治则：益气养阴。

方药：保真汤加减。

人参 15g，黄芪 30g，白术 15g，茯苓 12g，炙甘草 6g，五味子 3g，当归 12g，生地 12g，熟地 15g，天冬 10g，麦冬 10g，赤芍 15g，白芍 15g，柴胡 6g，厚朴 10g，地骨皮 10g，黄柏 6g，知母 10g，莲心 10g，陈皮 10g。同时采用结核丸，每服 3 粒，每日 3 次。

二诊：2009 年 6 月 3 日，服药 7 剂药后，无明显变化，盖因病重日久，正气虚亏，故持原方继服药 7 剂。

三诊：2009 年 6 月 10 日，服药 7 剂药后，病情好转，咳嗽气短、咳痰、咯血、神疲乏力、自汗盗汗诸症好转，但第 5 胸椎局部仍破溃流脓，脓液色白，质清。持原方继服 14 剂。

四诊：2009 年 7 月 2 日，患者破溃流脓结痂，面色红润，精神好转，已能拄拐杖下地行走。复查胸部 CT 检查示：右上肺空洞吸收好转，第 5 胸椎坏死灶也吸收。

按：患者感染结核杆菌，因内伤体虚，气血不足，阴精耗损，日久筋骨伤损，气血失和，蓄结瘀聚化为痰浊，流注骨骼关节而发，难治。方中人参、黄芪、白术、茯苓、炙甘草补益肺脾之气；天冬、麦冬、生地、熟地、当归、白芍育阴养荣、填补精血；地骨皮、黄柏、知母滋阴退热。配合结核丸促进空洞吸收好转，改善机体免疫功能。

七、古代医家学说荟萃

肺结核病属于中医学的"肺痨"范畴。早在《黄帝内经》对本病的临床特点，即已有所记载，如《素问·玉机真藏论》说："大骨枯槁，大肉陷下，胸中气满，喘息不便，内痛引肩项，身热，……肩髓内消。"《灵枢·玉版》说"咳，脱形，身热、脉小以疾"。均生动地描述了肺痨的主症。《金匮要略》中的虚劳病即包括本病在内，指出"若肠鸣、马刀挟瘿者，皆为劳得之"。《备急千金要方》把"尸疰"列入肺脏病篇，明确病位主要在肺。《外台秘要·虚劳骨蒸方》对本病的临床表现观察尤为详细，指出："骨蒸……旦起体凉，日晚即热，烦躁，寝不能安，食都无味，……因兹渐渐瘦损，初著盗汗，盗汗以后，即寒热往来，……寒热往来以后即渐加咳，咳后面色白，两颊见赤，如胭脂色，团团如钱许大。左卧即右出，唇口非常鲜赤。"《仁斋直指方》即提出"治瘵疾，杀瘵虫"的论点。葛可久《十药神书》收载十方，为我国治疗肺痨现存的第一部方书，其中治疗肺血证三方（十灰散、花蕊石散、独参汤）；治疗肺痨气血精津虚损证三方（保真汤、白凤膏、补髓丹）；治疗肺痨久嗽、痨热熏肺转为肺痿证三方（保和汤、太平丸、润肺膏）；治疗肺痨热嗽壅盛证一方（沉香消化丸）。其列症状均无舌脉之象（采用舍脉从症法）。这种以方统证的体例精辟扼要、提纲挈领，在运用时一目了然。元代朱丹溪《丹溪心法·劳瘵·附录》说："盖劳之由，因人之壮年，气血完聚，精液充满之际，不能保养性命，酒色是贪，日夜耽嗜，无有休息,以致耗散真元,虚败精液。"强调了劳瘵形成的内在因素。并认为肺痨的病机是"火盛金衰",并且说"劳瘵主乎阴虚",治疗上切忌大寒大热,"殊不知大寒则愈虚其中,大热则愈竭其内",突出病理重点,确立了滋阴降火的治疗大法。《医学入门·劳瘵》指出"潮、汗、咳嗽,或见血,或遗精,泄分轻重,轻者六症间作,重者六症兼作",概要地提示了本病的六个主症。《医学正传·劳极》确立杀虫与补虚的两大治疗原则。

现代医家均有其不同观点及经验:

沈炎南认为:肺结核治疗,一是要辨明阴阳,使之恢复平衡,根据阴虚程度、有无兼火热亢盛,以及有无耗气伤阳等情况来决定治疗大法;二是要根据五行生克乘侮规律调理脏腑,使之恢复正常关系。遵循《难经》治疗劳损的法则:"损其肺者益其气,损其心者调其荣卫,损其脾者调其饮食,适其寒温,损其肝者缓其中,损其肾者益其精。"以调理五脏,其中以调理肺、脾、肾脏为主。正如汪绮石《理虚元鉴》所言:"理虚有三本,肺脾肾是也,肺为五脏之天,脾为百骸之母,肾为性命之根。知斯三者治虚之道毕矣。"并指出:"清金保肺,毋犯中州之土","培土调中,不损至高之气","金行清化,不觉水自流长,乃合金水于一致"。提出了治疗肺结核的七法:①清金保肺法。主要用于肺阴虚,选用北沙参、明党参、麦冬、玉竹、玄参、生地黄、百合、桑叶、枇杷叶、百部、川贝母、生牡蛎之类。如阴虚有火,可选加黄芩、桑白皮、鱼腥草、知母、天花粉之类清泻肺火;如兼肺气虚,可选加党参、太子参、茯苓、黄芪之类;如有自汗、盗汗者,可据情酌加糯稻根、浮小麦、五味子、麻黄根、煅龙骨、煅牡蛎之类。②培土生金法。脾气虚者，选用异功散、参苓白术散；脾阴虚者，选用太子参、西洋参、山药、黄精、茯苓、扁豆、石斛、麦冬、薏苡仁、莲子、芡实、甘草之类。并可酌加麦芽、谷芽、布渣叶之类运脾化滞。③滋肾固精法。主要用于肾阴虚，选用三才封髓丹、二仙丹加冬虫夏草、黄精、山茱萸、枸杞子、沙苑子之类；遗精梦泄者，可酌加龙骨、牡蛎、莲子、莲须、莲心、白果、夜交藤、五味子之类；如阴损及阳、阴阳两虚者，可酌加人参、胡桃、紫河车、山茱萸、肉苁蓉、蛤蚧尾之类助阳生精，但应注意勿过用温燥动火之剂。④养阴柔肝法。主要用于肝阴虚，选用白芍、甘草、阿胶、黄精、何首乌、枸杞子、女贞子、旱莲草、生地黄、石决明等。如肝火偏亢者，可酌加黄芩、栀子、牡丹皮、夏枯草、水牛角、羚羊角之类清泻肝火；如肝木横逆犯土，则重用芍药以平肝木。⑤养心安神法。主要用于心阴虚、心神不安之证，用生脉散酌加柏子仁、酸枣仁、茯神、百合、珍珠母、夜交藤之类；如心火上炎可合导赤散加灯心草以火下泄。⑥滋阴降火法。用于阴虚火旺之证，选用知柏地黄丸、犀角地黄汤；如骨蒸劳热者，可选加地骨皮、银柴胡、白薇、秦艽、鳖甲、龟甲之类。⑦宁络止血法。用于咳血之证，选用桑叶、玄参、麦冬、生地黄、旱莲草、茜草根、紫珠草、艾叶、大蓟、小蓟、藕节、白及、三七、花蕊石之类，止血兼化瘀。如为肺络灼伤，与清金保肺法合用，如为肝火上逆，与犀角地黄汤合用；如大量咯血，止血药炒炭用，气随血脱者，用独参汤以救急。以上七法以清金保肺,培土生金、滋肾固精为基本法,其余四法为辅助法。

戴丽三认为:肺结核多兼见表证,而症见寒热,脉现浮紧等表邪之征。本"急则治标,先表后里"之原则以解表为先。待标病解除,则以培土生金而治本,使饮食增进,抵抗力增强,其病自愈。病有先后,治分缓急,治本治标,应以当前所现病机为根据。方药用加味桂麻各半汤加味。桂麻各半汤,原系平淡之剂,况能应手取效者,实由于明辨证情,把握标本缓急得宜,中医不以病名为主,而以辨证为中心者,即此意也。

陈苏生认为:重症肺结核常合并感染,肺为娇脏,纤芥不容。由于反复受邪,纠结不解,因虚中夹邪、夹实,而且正虚邪实,邪盛正衰,非单纯扶正所能奏效。大凡虚而夹邪夹实者,当先治其实,后理其虚。在扶正不能达邪时,祛邪方能扶正,不可执一不化,重要的是两者兼顾。重症肺结核常咳呛气逆,痰液稠浊,胸满痞闷,这是由于痰浊潴留,肺络瘀阻而使肺气壅塞,通常所用养阴肃肺及培土生金等治疗方法,常扶正有余而祛邪不足,邪不去而正不能安。久之,则正气愈耗。二麻四仁汤,用麻黄开肺定喘,发散肺经之邪郁,用麻黄根以制约不使肺气开泄太过,二麻同用,一开一合,既可增强肺气以利其功能,又可达邪而不伤其肺络。杏仁、桃仁活血润燥以止咳,郁李仁泄浊解凝以利痰,白果仁敛肺抗炎以制菌,以四仁为佐,一气一血,一滑一敛,互补短长,相得益彰,为重症肺结核夹邪之有益的方剂。

朱良春治疗肺结核取张锡纯攻补兼施治瘰疬的十全育金汤和张仲景治干血痨的大黄䗪虫丸之意创制保肺丸,保肺丸由地鳖虫 120g、紫河车 120g、百部 180g、制首乌 450g、白及 450g 共研粉末，另以生地榆 180g、萆草 180g、黄精 180g 煎取浓汁泛丸烘干或晒干，每服 9g，每日 2～3 次。如属顽固性肺结核或空洞配合肺痨膏（由干蟾皮、壁虎、乳香、没药、蜈蚣共粉碎），以上药物组成与裴正学教授的结核丸相似。